Eva Marbach

Gesundheitsratgeber Blasenentzündung

Blasenentzündungen mit Naturheilkunde und Schulmedizin erfolgreich behandeln

EMV

Blasenentzündung ist eine häufige Erkrankung, die nicht nur schmerzhaft ist, sondern manchmal auch gefährlich werden kann. Daher ist es wichtig, dass man eine Blasenentzündung möglichst schnell erkennt, wenn sie auftritt. Je nach Schwere der Erkrankung kann man sie mit naturheilkundlichen Mitteln behandeln oder man braucht die Hilfe von Antibiotika.

In diesem Buch werden Ursache, Symptome und verschiedene Formen der Blasenentzündung beschrieben. Für leichte Fälle gibt es ausgiebige Tipps zur Behandlung mithilfe der Naturheilkunde und Hausmitteln. Für schwerere Fälle wird erklärt, warum man Antibiotika braucht und was man bei ihrer Anwendung beachten sollte. Tipps zur Vorbeugung runden das Buch ab.

Haftungsausschluss / Disclaimer

Dieses Buch kann nicht den Arzt ersetzen. Suchen Sie bei unklaren oder heftigen Beschwerden unbedingt einen Arzt auf!

Für Gesundheitstipps und Rezepte auf diesen Seiten übernehmen wir keine Haftung!

Über die Autorin:

Eva Marbach, Jahrgang 1962, ist seit 1989 Heilpraktikerin. Im vorliegenden Buch widmet sie sich der Blasenentzündung und ihren Behandlungsmöglichkeiten. Da Eva Marbach ein harmonisches Miteinander von Naturheilkunde und Schulmedizin am Herzen liegt, werden beide Behandlungsrichtungen in diesem Buch berücksichtigt. Im Internet schreibt und betreut Eva Marbach zahlreiche Webseiten zu Gesundheitsthemen.

Eva Marbach

Gesundheitsratgeber Blasenentzündung

Blasenentzündungen mit Naturheilkunde und Schulmedizin erfolgreich behandeln

Eva Marbach Verlag

Bibliografische Information der Deutschen Nationalbibliothek

Die Deutsche Nationalbibliothek verzeichnet diese Publikation in der Deutschen Nationalbibliografie; detaillierte bibliografische Daten sind im Internet über http://dnb.d-nb.de abrufbar.

Originalausgabe

Eva Marbach Verlag, Breisach

http://eva-marbach.com

Umschlaggestaltung: Eva Marbach

Herstellung: Books on Demand GmbH, Norderstedt

Printed in Germany

ISBN-10: 3-938764-15-5

ISBN-13: 978-3-938764-15-2

Inhaltsverzeichnis

Blasenentzündung

Zahlreiche Frauen erkranken Jahr für Jahr an Blasenentzündungen. Manche zum ersten Mal, viele andere leiden immer wieder an dieser schmerzhaften Erkrankung.

Die Blasenentzündung ist eine relativ häufige Erkrankung, denn etwa ein Viertel aller Frauen leidet wenigstens einmal in ihrem Leben unter ihr.

Obwohl die Blasenentzündung sehr schmerzhaft sein kann, wird sie häufig nicht richtig ernst genommen. Dabei können die Krankheitserreger aufsteigen und eine gefährliche Nierenbeckenentzündung hervorrufen. Diese kann in manchen Fällen zu einer lebensbedrohlichen Blutvergiftung führen.

Starke Wiederholungsgefahr

Außerdem ist die Wiederholungsgefahr bei der Blasenentzündung sehr groß. Vor allem, wenn die verursachenden Faktoren, teilweise aus Unwissen, nicht beseitigt werden, kann es mehrmals im Jahr zu einer Blasenentzündung kommen. Dadurch wird das Leben der Betroffenen erheblich beeinträchtigt, denn die Angst vor einer neuen Blasenentzündung begleitet einen ständig.

Wer erkrankt?

Blasenentzündungen betreffen in erster Linie Frauen, weil die kurze Harnröhre den Bakterien einen leichteren Zugang ermöglicht als die längere Harnröhre der Männer. Dabei sind ältere Frauen häufiger von Blasenentzündungen betroffen als jüngere, weil mit den Wechseljahren der Spiegel der Geschlechtshormone absinkt. Das führt unter anderem zu trockenen Schleimhäuten, die empfindlicher für Entzündungen sind.

Auch kleine Kinder leiden relativ häufig unter Blasenentzündungen. In manchen Fällen liegt dies an Fehlbildungen der Harnorgane. In anderen Fällen hängt dies mit Schmierinfektionen zusammen, die durch das Windeltragen begünstigt werden.

Männer leiden eher selten an Blasenentzündungen, vor allem in jungen Jahren. Erst wenn im Alter die Prostata vergrößert ist und den Harnfluss behindert, kommt es auch bei Männern zu häufigeren Blasenentzündungen.

Von Medizinern wird die Blasenentzündung "Zystitis" oder "Cystitis" genannt.

Symptome

Die Symptome für eine Blasenentzündung sind relativ typisch.

Sie beginnen oft plötzlich, manchmal kurze Zeit nach einer Unterkühlung. Man leidet unter:

- Häufiger Harndrang (Pollakisurie)
- Geringe Harnmenge je Toilettengang
- Brennen beim Wasserlassen (Dysurie)
- Blasenkrämpfe (Algurie, Blasen-Tenesmen oder Tenesmus vesicae)

In etwas schwereren Fällen kommen häufig folgende Symptome hinzu:

- Trüber Urin
- Stark riechender Urin
- Blut im Urin
- Erhöhte Temperatur (37°C bis 37,9°C)

Häufiger Harndrang

Besonders typisch für eine Blasenentzündung ist der häufige Harndrang, der einen auch nachts oft aus dem Bett zwingt.

Viele Betroffene verspüren alle 10 bis 20 Minuten starken Harndrang.

Der Harndrang ist oft unbezwingbar stark und schmerzhaft.

Er sollte auch nicht eingehalten werden, denn in der gefüllten Blase können sich Krankheitserreger vermehren und festsetzen.

Wenn man eine Blasenentzündung hat, braucht man also unbedingt eine leicht erreichbare Toilette.

Geringe Harnmenge

Da der Harndrang zu sehr häufigen Toilettenbesuchen zwingt, ist die jeweilige Harnmenge naturgemäß gering.

Dies ist vor allem dann der Fall, wenn man nicht sehr viel trinkt, was man aber unbedingt tun sollte.

Bei einer Blasenentzündung sollte man so viel trinken (3 - 4 Liter pro Tag, am Anfang noch mehr), dass der Urin kaum noch eingefärbt ist, am besten wasserklar. Das spült nicht nur die Bakterien aus der Blase, es verhindert auch starkes Brennen beim Wasserlassen.

Wenn man ausreichend viel trinkt, ist die Harnmenge zumindest hin und wieder und in Summe entsprechend groß.

Um die Harnmenge zu steigern, ist es hilfreich, Blasentees zu trinken, die harntreibend wirken.

Durch Blasenkrämpfe kann es beim Wasserlassen zu Restharn in der Blase kommen. In diesem Restharn können sich die Bakterien gut vermehren. Wenn irgend möglich, sollte man sich daher beim Wasserlassen vollständig entleeren.

Falls trotz reichlicher Flüssigkeitszufuhr ständig nur kleinste Mengen Urin ausgeschieden werden, sollte man den Arzt nach einem Abflusshindernis suchen lassen.

Brennen beim Wasserlassen

Die brennenden Schmerzen beim Wasserlassen sind für viele Betroffene das deutlichste Symptom einer Blasenentzündung.

Es tritt dadurch auf, dass der saure Urin durch die gereizten Schleimhäute der Blase und der Harnröhre fließt.

Wenn man sehr viel trinkt, ist der Urin erheblich weniger sauer und brennt auch entsprechend weniger.

Mithilfe von Speise-Natron kann man den Harn neutralisieren, sodass das Brennen noch mehr gelindert wird.

Blasenkrämpfe

Krampfartige Schmerzen der Blase gaukeln einen permanenten, schmerzhaften Harndrang vor.

Am stärksten sind die Schmerzen häufig direkt beim oder nach dem Wasserlassen. Aber auch hinsetzen, aufstehen und gehen kann äußerst schmerzhaft werden.

Die Schmerzen lassen sich vor allem über dem Schambein lokalisieren, aber sie neigen dazu, in den ganzen Unterleib auszustrahlen.

Gegen die Blasenkrämpfe hilft häufig eine Wärmflasche. Wenn das nicht ausreicht, können auch Schmerzmittel oder spezielle entkrampfende Mittel weiterhelfen.

Trüber Urin

Wenn die bakterielle Infektion schon relativ weit fortgeschritten ist, wird der Urin häufig trübe.

Die Trübung entsteht durch Bakterien, Eiter, Proteine und eventuelle Blutbeimischungen.

Bei sehr großer Trinkmenge fällt das oft kaum auf, aber wenn zu wenig getrunken wird oder der Harn über Nacht längere Zeit in der Blase verweilen kann, kann man die Trübung deutlich sehen.

Stark riechender Urin

Die Entzündungsbestandteile, die den Urin eintrüben, kann man auch riechen. Der Urin riecht häufig stark und unangenehm.

Auch hierbei hängt die Intensität einerseits von der Schwere der Entzündung und andererseits von der Trink- und Harnmenge ab.

Blut im Urin

Die gereizten und entzündeten Schleimhäute der Blase und der Harnröhre neigen dazu, aufzureißen und zu bluten.

Manchmal sind die Blutungen winzig klein, sodass man das Blut im Harn kaum oder gar nicht sehen kann. Dann spricht der Arzt von "Mikrohämaturie". Solche Blutungen kann man mit einem Harn-Teststreifen nachweisen.

Wenn die Wunden größer sind, kann es so stark bluten, dass man das Blut deutlich sehen kann. Der Harn ist dann rosa bis blutrot. Manchmal vermischen sich Blut und Harn auch nicht, dann sieht man die blutigen Schlieren im Harn. Solche stärkeren Blutungen werden von Ärzten "Makrohämaturie" genannt.

Leichte kurzzeitige sichtbare Blutungen gehören zu den weitgehend normalen Symptomen einer Blasenentzündung. Aber wenn die Blutung stärker ist oder nicht nach wenigen Stunden wieder aufhört, sollte man unverzüglich einen Arzt aufsuchen.

Erhöhte Temperatur

Bei Menschen, die relativ leicht Fieber bekommen oder bei schwereren Blasenentzündungen kann sich die Temperatur erhöhen.

Temperaturen zwischen 37°C und 37,9°C können bei einer Blasenentzündung auftreten.

Sie sind jedoch ein deutliches Zeichen für eine ausgeprägte Entzündung.

Daher sollte man sich nach Möglichkeit ins Bett legen, wenn man erhöhte Temperatur hat.

Die Temperatur sollte häufig gemessen werden, denn wenn sie sich zu Fieber entwickelt, braucht man sofort einen Arzt.

Symptome für Nierenbeckenentzündungen

Bei einer Blasenentzündung besteht die Gefahr, dass die Erreger aufsteigen und dass es zu einer Nierenbeckenentzündung kommt.

Eine Nierenbeckenentzündung ist eine erheblich schwerere Erkrankung als eine Blasenentzündung. Sie kann sich, unzureichend behandelt, auch zur lebensbedrohlichen Blutvergiftung entwickeln.

Bei folgenden Symptomen, die zusätzlich zu den Blasenentzündungsbeschwerden auftreten, hat sich wahrscheinlich eine Nierenbeckenentzündung entwickelt.

- Fieber über 38°C
- Schüttelfrost
- Schmerzen im Rücken oberhalb der Taille (Nierengegend)
- Übelkeit
- Erbrechen
- Schweres Krankheitsgefühl

Sobald eines oder mehrere dieser Symptome auftreten, sollte man unbedingt sofort einen Arzt aufsuchen.

Mehr Informationen über Nierenbeckenentzündung finden Sie ab Seite 43.

Wann zum Arzt?

Nur bei einer harmlosen Blasenentzündung, die sich schnell wieder bessert, kann man auf einen Arzt verzichten und sich selbst behandeln.

Wenn sich vier Stunden nach Auftreten der ersten Symptome, nach intensiven Sofort-Maßnahmen (siehe Seite 46) keine Besserung zeigt, sollte man einen Arzt aufsuchen.

Wenn die Beschwerden nach zwei bis drei Tagen ganz erheblich zurückgegangen sind, sollte man auch einen Arzt zu Rate ziehen.

Außerdem sollte man zu einem Arzt gehen, wenn die Schmerzen sehr stark sind, Blut im Urin ist oder der Urin sehr trübe ist und stark riecht. Auch erhöhte Temperatur ist ein Signal, um zum Arzt zu gehen.

Ferner sollte man einen Arzt aufsuchen, wenn man immer wieder unter Blasenentzündungen leidet. Am besten lässt man sich dann von einem Urologen gründlich untersuchen, damit die Ursache für die häufigen Blasenentzündungen herausgefunden werden kann.

Eile ist angebracht, wenn richtiges Fieber auftritt (ab 38°C), wenn man Schmerzen im Rücken (Nierengegend) bekommt oder wenn einem übel wird und man sich gar erbrechen muss. Dann hat sich die Blasenentzündung wahrscheinlich zur gefährlichen Nierenbeckenentzündung entwickelt.

In diesem Fall sollte man sich sofort zu einem Arzt fahren lassen. Nachts oder am Wochenende sollte man den Weg ins Krankenhaus nicht scheuen.

Bei einer Nierenbeckenentzündung geht es mitunter um Stunden. Wenn man zu spät Antibiotika erhält, kann dies den Heilungsprozess enorm verlängern oder sogar eine tödliche Blutvergiftung auslösen.

Ursachen

Die meisten Blasenentzündungen werden durch Bakterien verursacht, die normalerweise im Darm vorkommen.

Damit diese Bakterien in die Harnblase gelangen und dort eine Entzündung verursachen können, müssen jedoch einige zusätzliche Faktoren hinzukommen, wie beispielsweise kalte Füße, Stress, gereizte Schleimhäute.

In manchen Fällen wird eine Blasenentzündung auch durch Krankenhauskeime, Viren, Pilze, chemische oder physikalische Reize verursacht.

Folgende Verursacher sind typisch für Blasenentzündungen:

- Bakterium: Escherichia coli (ca. 80% der Fälle)
- Andere gramnegative Bakterien aus dem Darm
- Grampositive Bakterien, z.B. Kokken
- Krankenhauskeime, z.B. Staphylococcus aureus (teilweise multiresistent)

- Clamydien
- Tripper-Bakterien (Neisseria gonorrhoe)
- Viren
- Pilze, z.B. Candida
- Protozoen, z.B. Trichonomaden
- Bilharziose (nach Tropenaufenthalt)
- Chemische Reize, z.B. durch Chemotherapie
- Physikalische Reize, z.B. Bestrahlung

Bei den meisten Krankheitserregern müssen noch ein oder mehrere Faktoren hinzukommen, damit sich eine Blasenentzündung entwickeln kann.

- Hygienefehler
- Auskühlen, z.B. kalte Füße
- Wenig trinken
- Gereizte Schleimhäute
- Häufiger Schwimmbad-Besuch
- Reizung und Abflusshindernis durch Harnsteine
- Häufiger Geschlechtsverkehr
- Chemische Verhütungsmittel oder Diaphragma
- Scheideninfektionen
- Menstruation
- Reizungen der Harnröhre, z.B. durch Katheter
- Häufige Vollbäder
- Intimsprays
- Trockene Schleimhäute
- Geschlechtshormon-Mangel, z.B. in den Wechseljahren oder PMS
- Seltene Blasenentleerungen
- Schwaches Immunsystem
- Manche Medikamente, z.B. Kortison
- Stress

Einige Risikofaktoren begünstigen die Entstehung einer Blasenentzündung generell.

- Kurze Harnröhre bei Frauen
- Fehlbildungen der Harnwege
- Prostatavergrößerung bei Männern
- Schwangerschaft
- Blasensenkung oder Gebärmuttersenkung

- Fehlende Blutgruppenantigene (ABO-nonsecretor-Phänotyp)
- Niedrige Uromodulin-Ausscheidung
- Verringerte LL-37-Bildung
- Nierenschäden und Dialyse
- Diabetes mellitus
- Neurologische Erkrankungen, z.B. Multiple Sklerose
- Erkrankungen des Immunsystems, z.B. HIV/AIDS

Weil die Faktoren, die eine Blasenentzündung fördern, eine wesentliche Rolle dabei spielen, ob man immer wieder unter Blasenentzündungen leidet, werden sie nachfolgend einzeln erläutert.

Auch die Risikofaktoren spielen eine wichtige Rolle beim Verständnis der Blasenentzündungs-Entstehung.

Beeinflussbare Faktoren

Zahlreiche Faktoren, die Blasenentzündungen fördern, kann man mehr oder weniger leicht selbst beeinflussen.

Das sind die Stellschrauben, mit denen man verhindern kann, dass man immer wieder an Blasenentzündungen erkrankt.

Hygienefehler

Fehler bei der Toilettenhygiene sind ein entscheidender Faktor dafür, dass die Bakterien aus der Analgegend zur Harnröhre gelangen.

Ganz wichtig ist, dass man sich immer von vorne nach hinten abwischt.

Bei einer Neigung zu Blasenentzündung muss die Toilettenhygiene noch intensiviert werden.

So sollte man nach jedem Stuhlgang die Afterregion gründlich waschen.

Auskühlen, z.B. kalte Füße

Kälte und Nässe sind zwei häufige Auslöser für Blasenentzündungen.

Schon unsere Großmütter wussten, dass man sich nicht verkühlen soll, weil sich sonst die Blase erkältet.

Inzwischen wird dieser Faktor auch von der Medizin für wichtig gehalten, auch wenn die meisten Blasenentzündungen letztlich bakterielle Infektionen sind.

Durch den Kältereiz und die schlechtere, kältebedingte Durchblutung werden die Blasennerven irritiert.

Zuerst melden die irritierten Blasennerven eine volle Blase, dann verkrampft sich die Blase.

Oft bleibt dann beim Wasserlassen eine gewisse Restharn-Menge zurück, in der sich eventuelle Bakterien wunderbar vermehren können. Bakterien sind schließlich omnipräsent im menschlichen Körper.

Die Verkrampfungen im Blasenbereich sorgen auch für eine schlechtere Durchblutung der Blasenschleimhaut. So wird sie empfindlicher für Bakterien und kann ihnen weniger Abwehrkräfte entgegensetzen.

Wenn man dann noch wenig trinkt, reizt der konzentrierte Harn die schon leicht entzündete Schleimhaut weiter.

So entsteht innerhalb kurzer Zeit aus kalten Füßen eine handfeste Blasenentzündung.

Wenig trinken

Wenn man generell wenig trinkt, ist der Urin meistens mehr oder weniger konzentriert.

Dieser konzentrierte Urin reizt die Blasenschleimhaut und die Harnröhre.

Außerdem muss man bei geringer Trinkmenge meistens seltener Wasser lassen. In dem Harn, der in der Blase verweilt, können sich Bakterien sehr gut vermehren und haben dann auch genügend Zeit, sich in der Blasenschleimhaut fest zu setzen.

Mit einer ausreichenden Trinkmenge (2 - 3 Liter pro Tag) spült man die Blase immer gut durch. So haben die Bakterien nicht viel Gelegenheit sich zu vermehren und festzusetzen.

Manche Menschen trinken wenig, damit sie seltener auf die Toilette gehen müssen.

Doch es ist prinzipiell ein Fehler, wenn man wenig trinkt, um seltener auf die Toilette gehen zu müssen. Außer zu häufigen Blasenentzündungen kann es dadurch zu chronischen Nierenschäden und zahlreichen anderen Gesundheitsbeschwerden wie beispielsweise Kopfschmerzen, Bluthochdruck oder Allergien kommen.

Wenn man regelmäßig viel trinkt, passt sich übrigens die Blase der gesteigerten Trinkmenge an. Sie ist nach einer Weile in der Lage, mehr Urin zu fassen, sodass man nicht häufiger auf die Toilette muss als bei geringer Trinkmenge. Der Urin ist dann jedoch stärker verdünnt und reizt die Blasenschleimhäute weniger.

Gereizte Schleimhäute

Wenn die Schleimhäute des Genitalbereiches gereizt sind, können sie sich kaum gegen Krankheitserreger wehren.

Daher sind gereizte Schleimhäute ein wesentlicher Faktor bei der Entstehung einer Blasenentzündung.

Viele Faktoren können die Schleimhäute reizen, z.B. Chlor-Schwimmbäder, häufiger oder grober Geschlechtsverkehr, Katheter, raues Toilettenpapier, konzentrierter Urin oder Intimsprays.

Wenn man zu Blasenentzündung neigt, sollte man alles vermeiden, was die Schleimhäute reizt.

Nur so kann man regelmäßige Blasenentzündungen verhindern.

Häufiger Schwimmbad-Besuch

Regelmäßige Schwimmbad-Besuche zählen aus verschiedenen Gründen zu den Faktoren, die Blasenentzündungen begünstigen.

Daher treten im Hochsommer auch besonders viele Blasenentzündungen auf, fast genau so viele wie im tiefsten Winter.

Das Chlor im Wasser der meisten Schwimmbäder reizt die Schleimhäute. Wenn man sich oft oder lange Zeit darin aufhält, werden die empfindlichen Schleimhäute immer stärker gereizt und können eventuellen Bakterien dann nichts mehr entgegensetzen.

Auch Meerwasser reizt die Schleimhäute.

Daher sollte man sich nach dem Baden in Chlor- oder Meerwasser gründlich duschen, vor allem im Intimbereich.

Auch langes Schwimmen in Süßwasser-Seen kann, ebenso wie in Chlor- oder Meerwasser Blasenentzündungen begünstigen. Bei jedem Schwimmzug gelangt nämlich Wasser in den Scheidenbereich. Die Haut trocknet so auf Dauer aus und in empfänglicher für Infektionen aller Art. Immerhin sind saubere Süßwasser-Seen weniger reizend als Chlor-Schwimmbäder und das Meer.

Sehr wichtig ist auch, dass man nach dem Baden sofort den nassen Badeanzug auszieht und sich gründlich abtrocknet. Nasse Badeanzüge und

Bikinis kühlen nämlich durch die Verdunstungskälte besonders stark aus. So kommt zur Schleimhautreizung noch die Verkühlung hinzu.

Reizung und Abflusshindernis durch Harnsteine

Harnsteine, die in der Niere oder in der Blase entstanden sind, begünstigen Blasenentzündungen in dreifacher Weise.

Die oft raue oder kristalline Oberfläche der Harnsteine reibt an der Blasenschleimhaut und reizt sie bis hin zur Verletzung.

Außerdem können sich rund um die Harnsteine Bakterien festsetzen und vermehren. Wenn die Steine in der Niere sitzen, geben sie die Bakterien immer wieder an die Blase ab und können wieder und wieder Blasenentzündungen verursachen.

Schließlich wirken Blasensteine häufig als Abflusshindernis. Der Harn kann nicht problemlos und vollständig entleert werden.

Harnsteine entstehen unter anderem durch Gicht, Diabetes, enge Harnröhre, bestimmte Nahrungsmittel (z.B. Rhabarber) oder zu wenig trinken.

Außer zu Blasenentzündungen können sie auch zu Nierenbeckenentzündungen und zu überaus schmerzhaften Koliken führen.

Harnsteine können durch Ultraschall, teilweise durch Röntgenuntersuchung oder durch Blasenspiegelung entdeckt werden.

Kleine Blasensteine gehen im Rahmen einer Kolik ab, wenn man krampflösende Medikamente verabreicht. Größere Harnsteine werden meistens zertrümmert, damit sie abgehen können.

Häufiger Geschlechtsverkehr

Häufiger Geschlechtsverkehr kann die Entstehung von Blasenentzündungen fördern.

Der Zusammenhang ist sogar so deutlich, dass man auch von einer Flitterwochen-Zystitis spricht.

Einerseits kann allein die Häufigkeit des Geschlechtsverkehrs die Schleimhäute wund reiben. Es hängt aber auch davon ab, ob man grob oder sanft vorgeht, wie viel Geschlechtsverkehr die Schleimhäute aushalten.

Bei trockenen Schleimhäuten kann ein Gleitgel helfen, dass die Schleimhäute weniger stark gereizt werden.

Beim Geschlechtsverkehr muss man außerdem darauf achten, dass keine Bakterien von der Aftergegend in die Scheide oder die Harnröhrengegend gelangen können. Dazu ist eine gewisse Umsicht erforderlich und erhöhte Hygiene bei manchen Praktiken.

Bei Neigung zu Blasenentzündung ist es wichtig, dass sich beide Partner vor dem Geschlechtsverkehr Hände und Geschlechtsteile gründlich waschen.

Nach dem Geschlechtsverkehr sollte die zu Blasenentzündungen neigende Frau möglichst zeitnah Wasser lassen. Außerdem sollte sie ihre Geschlechtsteile erneut gründlich waschen.

Chemische Verhütungsmittel oder Diaphragma

Chemische Verhütungsmittel und einzuführende Gummigeräte wie Diaphragma oder Portiokappe erhöhen die Wahrscheinlich an einer Blasenentzündung zu erkranken.

Wenn man zu häufigen Blasenentzündungen neigt, sollte man auf andere Verhütungsmittel umsteigen.

Scheideninfektionen

Infektionen der Scheide können auf die Blase übergreifen.

Sie können auch für so geschädigte Schleimhäute sorgen, dass die üblichen Blasenentzündungs-Erreger ein leichtes Spiel haben.

Aus diesem Grund ist es doppelt wichtig, Scheidenentzündungen sorgfältig zu behandeln.

Wenn es häufig zu Scheideninfektionen kommt, kann man die Schleimhautflora mithilfe von Scheidenzäpfchen wieder aufbauen, die Milchsäurebakterien enthalten. Solche Zäpfchen kann man rezeptfrei in Apotheken kaufen. Auch Jogurt, den man in die Scheide appliziert, kann die Scheidenflora unterstützen.

Menstruation

Während der Menstruation sind die Schleimhäute meistens aufgequollen und empfindlich, sodass sich Bakterien leichter vermehren können. Blut ist zudem ein sehr guter Nährboden für Bakterien.

Außerdem kann es durch die Menstruation zu Hygiene-Problemen kommen.

Wenn man zu Blasenentzündungen neigt, sollte man besser auf Binden und Slipeinlagen verzichten und stattdessen Tampons verwenden.

Reizungen der Harnröhre, z.B. durch Katheter

Mechanische Reizungen der Harnröhre können die Harnröhren-Schleimhaut so reizen, dass Bakterien sich leicht vermehren können.

Ein Dauerkatheter in der Blase kann solch eine mechanische Reizung verursachen. Rund um den Katheter bildet sich zudem oft eine Schleimschicht, die ein guter Nährboden für Bakterien ist.

Auch selbst eingeführte Fremdkörper können die Harnröhre reizen und Blasenentzündungen bewirken.

Häufige Vollbäder

So angenehm ein langes, warmes Vollbad ist, so schädlich kann es für Blasenempfindliche sein.

Einerseits wirkt der Hitzereiz ähnlich auf manche Blase wie ein Kältereiz. Die Blase verkrampft sich und wird dadurch anfällig für Entzündungen. Man merkt diese Reaktion daran, dass man nach dem Bad häufig auf die Toilette muss.

Außerdem weicht das warme Wasser die Schleimhäute auf und trocknet sie aus. Badezusätze können diesen Effekt noch verstärken. Auch der Säureschutzmantel wird durch langes Baden zerstört.

Es bietet Bakterien zudem die Möglichkeit, bequem zur Harnröhre zu wandern, während man badet.

Wer zu häufigen Blasenentzündungen neigt, sollte auf ausgiebige und häufige Vollbäder verzichten. Wenn es unbedingt ein Vollbad sein muss, dann kann man sich ab und zu ein kurzes Vollbad gönnen, das nicht länger als fünf bis zehn Minuten dauert.

Intimsprays

Intimsprays und spezielle Reinigungsmittel für die Intimzone reizen die Schleimhäute und zerstören den wichtigen Säureschutzmantel.

Bei häufigen Blasenentzündungen sollte man unbedingt auf Intimsprays und ähnliches verzichten.

Zur Reinigung der Intimzone verwendet man am besten ausschließlich Wasser. Wenn man das Bedürfnis nach mehr Reinigung hat, kann man alkalifreie Seifen verwenden (mit saurem Ph-Wert).

Trockene Schleimhäute

Wenn die Schleimhäute trocken sind, ist ihr Säureschutzmantel schwach und sie können sich nicht gut gegen Krankheitserreger wehren.

Manche Frauen neigen anlagebedingt zu trockenen Schleimhäuten.

Die Schleimhäute können aber auch durch häufiges Waschen, lange Vollbäder oder ausgiebiges Schwimmen austrocknen.

Durch Hormonmangel werden die Schleimhäute auch trocken.

Geschlechtshormon-Mangel, z.B. in den Wechseljahren oder PMS

In den Wechseljahren sinkt der Hormonspiegel des Östrogens und vorher noch der Spiegel vom Gelbkörperhormon Progesteron.

Wer unter PMS (Prämenstruelles Syndrom) leidet, hat häufig einen Progesteronmangel.

Wenn das Progesteron im Verhältnis zum Östrogen noch weniger ist, nennt man dies Östrogendominanz. Sie kann sogar dann auftreten, wenn gleichzeitig ein Östrogenmangel besteht.

Sowohl Östrogen als auch Progesteron sorgen für gesunde, kräftige Schleimhäute.

Wenn eines dieser beiden Hormone, oder gar beide, zu wenig produziert werden, kommt es unter anderem zu trockenen Schleimhäuten. Die Schleimhäute werden nicht nur trocken und verlieren ihren Säureschutzmantel, sondern sie werden auch dünner.

Auch das kleine Polster zwischen Harnröhre und Scheide schrumpft. Das erleichtert es den Bakterien, in die Harnröhre zu wandern.

Zur Behandlung dieser Schleimhautrückbildung braucht man keine Hormon-Ersatz-Therapie durchführen. Es reicht, wenn man eine niedrig dosierte Creme mit Progesteron beziehungsweise Östrogen (Östriol) regelmäßig aufträgt.

Solche Cremes sind verschreibungspflichtig und werden von guten Apotheken nach Rezept angerührt.

Wichtig ist, dass naturidentische Hormone verwendet werden.

Progesteron mit 1-3% und Östriol mit 1% Konzentration in einer Öl-in-Wasser Basis-Creme.

Seltene Blasenentleerungen

Wenn man nur selten zum Wasser lassen auf die Toilette geht, bietet der Harn in der Blase eventuellen Bakterien einen relativ guten Nährboden.

Außerdem wird die Blase und ihre Schleimhäute gereizt, wenn sie zu sehr gespannt sind, weil man das Wasser einhält.

Wenn der Grund für die seltenen Blasenentleerungen darin liegt, dass man wenig trinkt, ist der Urin zudem konzentriert und reizt die Schleimhäute zusätzlich.

Schwaches Immunsystem

Ein schwaches Immunsystem ermöglicht es den Bakterien, sich stark zu vermehren, ohne auf ausreichende Gegenwehr zu stoßen.

Daher ist ein gutes Immunsystem wichtig, um Blasenentzündungen zu verhindern.

Viele Faktoren schwächen das Immunsystem, beispielsweise Stress, ungesunde Ernährung, Vitaminmangel, Bewegungsmangel, Schlafmangel oder Umweltverschmutzung.

Für ein starkes Immunsystem ist eine gesunde Lebensweise sehr wichtig.

Manche Medikamente, z.B. Kortison

Einige Medikamente schwächen das Immunsystem. So können sie unter anderen die Entstehung von Blasenentzündungen fördern.

Eines dieser Medikamente ist Kortison. Kortison macht außerdem die Haut und Schleimhäute dünner und setzt ihre Widerstandskraft herab.

So werden Blasenentzündungen auf zweifache Weise gefördert.

Stress

Bei manchen Menschen beginnen Blasenentzündungen häufig in oder nach besonders stressigen Situationen. Bei Dauerstress kommt es dann immer wieder zu Blasenentzündungen.

Zu viel Stress belastet das Immunsystem und das kann unter anderem zu Blasenentzündungen führen.

Wenn man mit Blasenentzündungen auf Stress reagiert, ist dies ein deutliches Zeichen, dass man sich zu viel zumutet. Der Körper sendet durch die Blasenentzündung eindeutige Signale, dass es ihm zu viel ist.

Auf diese Hilfe-Rufe des Körpers sollte man unbedingt hören und etwas kürzer treten. Denn wenn man sich auf Dauer mehr zumutet als man bewältigen kann, kommt es nach und nach zu immer mehr Krankheiten. Am Ende kommt es oft zu chronischen Erkrankungen, die man teilweise nicht mehr heilen kann.

Mit kleinen Kindern und Beruf ist es für viele Frauen jedoch schwierig, einen Gang zurück zu schalten. Freie Stunden müssen sich mühsam erkämpft werden. Wenn möglich, sollte man sich am besten Hilfe suchen, damit man ab und zu entlastet ist. Im Zweifelsfall kann man auch auf das perfekte Putzen der Wohnung verzichten und nur das Nötigste erledigen. Eine gute Gesundheit ist wichtiger als ein perfekter Haushalt.

Dass es auch dann für Viele nicht einfach ist, sich stressfreie Stunden zu nehmen, ist unbestritten. Es lohnt sich jedoch, sich ernsthaft dafür einzusetzen. Unterm Strich wird man nicht nur mit einer besseren Gesundheit belohnt, sondern man hat auch bessere Nerven für die Herausforderungen des Lebens, seien es Kinder, Partner oder Arbeit.

Risikofaktoren

Die Risikofaktoren für Blasenentzündungen, die nachfolgend beschrieben werden, kann man entweder gar nicht oder nur mit hohem Aufwand verändern.

Teilweise muss man diese Risikofaktoren akzeptieren, wie beispielsweise die kurze Harnröhre der Frauen, und durch Änderung der beeinflussbaren Faktoren künftige Blasenentzündungen verhindern.

Kurze Harnröhre bei Frauen

Frauen haben eine kurze Harnröhre, die nur etwa 2,5 bis 5 Zentimeter lang ist, im Vergleich zur 20 Zentimeter langen Harnröhre des Mannes.

Durch die kurze Harnröhre der Frauen können Bakterien relativ leicht bis zur Blase aufsteigen.

Außerdem befindet sich die weibliche Harnröhrenöffnung sehr nah an der Afteröffnung, nur durch den Damm und wenige Zentimeter Schleimhaut von ihr getrennt. Das macht es Darm-Bakterien sehr einfach, vom After bis in die Blase zu gelangen.

Daher haben Frauen auch ungefähr 50 mal häufiger Blasenentzündungen als Männer.

Gegen die kurze Harnröhre kann man nichts tun. Hilfreich ist jedoch eine besonders sorgfältige Toilettenhygiene.

Fehlbildungen der Harnwege

Bei manchen Menschen sind die Harnwege auf die eine oder andere Weise fehlgebildet. Meistens handelt es sich dabei um Verengungen der Harnröhre oder der Harnleiter.

Wenn durch die Fehlbildungen ein Abflusshindernis besteht, kommt es häufig zu wiederkehrenden Blasenentzündungen.

Vor allem bei Säuglingen und Kleinkindern sind häufige Blasenentzündungen oft die Folge von bisher nicht erkannten Fehlbildungen.

Bei manchen Erwachsenen waren leichte Fehlbildungen jedoch die ganze Kindheit und Jugend hinweg unauffällig und führen erst im Erwachsenenalter zu Problemen.

In anderen Fällen kommt es erst im Laufe der Jahre zu Fehlbildungen der Harnwege, beispielsweise zur Harnröhrenverengung. Dies kann durch langwierige Entzündungen, Verletzungen durch Katheter oder Tumore geschehen.

Männer sind häufiger von Fehlbildungen der Harnwege betroffen als Frauen.

Ob und wie eine Fehlbildung der Harnwege operativ beseitigt werden kann, hängt ganz stark vom jeweiligen Einzelfall ab.

Prostatavergrößerung bei Männern

Bei älteren Männern ist häufig die Prostata vergrößert. Solch eine Prostatavergrößerung behindert den freien Harnfluss, sodass oft nur geringe Mengen Wasser gelassen werden können.

Durch den Restharn, der in der Blase verbleibt, und einen guten Nährboden für Bakterien bietet, kann es zu Blasenentzündungen kommen.

Daher sind Blasenentzündungen bei älteren Männern relativ häufig.

Prostata-Vergrößerungen kann man mit Präparaten aus Kürbiskernen und Sägepalmen behandeln.

Die Behandlung ist jedoch relativ langwierig und führt nicht immer zu einem vollständigen Rückgang der Prostatavergrößerung.

Schwangerschaft

In der Schwangerschaft ist die Gefahr einer Blasenentzündung erhöht.

Das liegt einerseits daran, dass die große Gebärmutter auf die Blase drückt, was das Eindringen von Erregern erleichtert.

Außerdem werden in der Schwangerschaft durch die Hormonumstellung die Schleimhäute weich und locker. Das erleichtert es Bakterien sich einzunisten und zu wachsen.

Blasenentzündungen in der Schwangerschaft sind nicht nur besonders lästig und quälend, man kann sie auch schlechter behandeln, weil viele Antibiotika nicht für Schwangere geeignet sind.

Daher ist eine sehr gute Toilettenhygiene und eine ausreichend große Trinkmenge in der Schwangerschaft besonders wichtig, um eine Blasenentzündung möglichst zu verhindern.

Blasensenkung oder Gebärmuttersenkung

Nach einer Geburt oder altersbedingt kommt es bei vielen Frauen zu einer Blasen- oder Gebärmuttersenkung.

Die Blase und/oder die Gebärmutter können dann nicht mehr durch die Beckenboden-Muskulatur in ihrer Position gehalten werden und sinken mehr oder weniger stark nach unten.

Dadurch kann es unter anderem zu häufigen Blasenentzündungen kommen. Bakterien können leichter in die Blase eindringen und häufig verbleibt Restharn in der Blase, der einen guten Nährboden für Bakterien darstellt.

Bei leichten Senkungen kann man durch regelmäßiges Beckenbodentraining die Situation verbessern.

In schwereren Fällen gibt es verschiedene operative Möglichkeiten.

Fehlende Blutgruppenantigene (ABO-nonsecretor-Phänotyp)

Auf den roten Blutkörperchen sitzen sogenannte Antigene, die je nach Blutgruppe unterschiedlich sind. Die Blutantigene sind kleine Eiweißkörper.

Das bekannteste Unterscheidungsmerkmal bei den Blutgruppen-Antigenen sind die Antigene des AB0-Systems. Anhand dieser Merkmale wird die klassische Blutgruppe ermittelt.

Unabhängig von der jeweiligen Blutgruppe geben viele Menschen diese Antigene an die Sekrete des Körpers ab, beispielsweise in den Speichel, den Schweiß, aber auch den Harn. Diese Menschen werden auch "Secretor" (oder "Sekretor") genannt.

Etwa 15% - 20% der Menschen geben keine oder nur wenige Blutgruppen-Antigene an ihre Körper-Sekrete ab. Sie werden daher "Non-Secretor" (oder "Non-Sekretor") genannt.

Die Tatsache, ob man Secretor oder Nonsecretor ist, ist angeboren und wird dominant vererbt.

Medizinische Studien haben herausgefunden, dass die Tatsache, ob man Secretor oder Nonsecretor ist, einen Einfluss auf die Erkrankungshäufigkeit bei manchen Erkrankungen haben kann. Nonsecretoren erkranken beispielsweise häufiger an Magengeschwüren.

Auch die Neigung zu Blasenentzündungen hängt teilweise davon ab, ob man Nonsecretor ist.

Ältere Frauen, die zugleich Nonsecretor sind, erkranken häufiger an Blasenentzündungen als ältere Secretorinnen. Bei jüngeren Frauen spielt es laut mehrerer Studien keine Rolle, ob man Secretor oder Nonsecretor ist.

Man hat keinen Einfluss darauf, ob man Secretor oder Nonsecretor ist. Daher bleibt älteren Nonsecretorinnen nur die Möglichkeit, diese Schwäche durch ein starkes Immunsystem, sorgfältige Toilettenhygiene, große Trinkmenge und warme Füße auszugleichen.

Niedrige Uromodulin-Ausscheidung

Uromodulin ist ein Protein, das die Harnwege vor Infektionen und Harnsteinen schützt.

Dieses Protein wird von der Niere produziert und in den Harn abgegeben.

Manche Menschen produzieren weniger von diesem Protein als andere Menschen. Die Betroffenen neigen verstärkt zu Blasenentzündungen.

Daher sollten Betroffene, sofern sie wissen, dass sie weniger Uromodulin produzieren, Blasenentzündungen auf andere Weise möglichst gut vorbeugen.

Verringerte LL-37-Bildung

Erst vor wenigen Jahren (2006) wurde ein weiterer körpereigener Faktor entdeckt, der Blasenentzündungen verhindern kann.

Die Schleimhautzellen der Blase stellen ein Antibiotikum her, das von den Forschern LL-37 genannt wurde.

Dieses körpereigene Antibiotikum aus der Familie der Cathelicidine wirkt gegen die Bakterien, die typischerweise Blasenentzündungen hervorrufen.

In der gesunden Blase werden einige dieser Antibiotika hergestellt. Sobald Bakterien in die Blase vordringen, wird innerhalb weniger Minuten die Antibiotika-Produktion in den Schleimhautzellen der Blase angekurbelt. Jetzt werden viele der körpereigenen Antibiotika produziert und nehmen den Kampf gegen die Krankheitserreger auf.

Diese körpereigenen Antibiotika LL-37 sind ein wichtiger Grund dafür, das nicht noch mehr Blasenentzündungen auftreten.

Ob jeder Mensch gleich viel LL-37 produziert, ist bisher wohl nicht hinreichend erforscht, zumindest liegen mir (der Autorin) keine diesbezüglichen Informationen vor.

Wenn die Produktion von LL-37 jedoch verringert sein sollte, könnte es dadurch vermehrt zu Blasenentzündungen kommen.

Die medizinische Forschung untersucht inzwischen, ob man LL-37 als Medikament herstellen kann, um Blasenentzündungen erfolgreicher behandeln zu können, auch wenn Resistenzen aufgetreten sind.

Nierenschäden und Dialyse

Wenn man einen Nierenschaden hat oder gar auf Dialyse angewiesen ist, darf man nur geringe Mengen trinken. Außerdem produziert die Niere meistens kaum Urin.

Daher werden die Harnwege mitsamt der Blase kaum durchgespült.

Bakterien haben hier ein leichtes Spiel und können sich gut vermehren. So kommt es zu häufigen Blasenentzündungen.

Diabetes mellitus

Wenn man unter Diabetes leidet, wird oft auch die Niere angegriffen. Außerdem funktioniert das Immunsystem bei Diabetikern meistens nicht optimal.

Diabetiker sollten daher nicht nur ihre Grunderkrankung sorgfältig behandeln, sondern auch durch gute Hygiene, reichlich trinken und warme Füße gegen Blasenentzündungen vorbeugen.

Neurologische Erkrankungen, z.B. Multiple Sklerose

Einige neurologische Erkrankungen, beispielsweise Multiple Sklerose, fördern die Entstehung von Blasenentzündungen.

Das liegt vorwiegend daran, dass man mit diesen Erkrankungen meistens unter Blasenentleerungsstörungen leidet.

Erkrankungen des Immunsystems

Bei Erkrankungen des Immunsystem, beispielsweise HIV/AIDS oder infolge von Transplantationen, kann sich der Körper nicht mehr richtig gegen Infektionen wehren.

Daher kommt es unter anderem zu vermehrten Blasenentzündungen.

Umso wichtiger sind die Vorbeuge-Maßnahmen, um das häufige Auftreten von Blasenentzündungen zu verhindern.

Diagnose

Bei einer einfachen Blasenentzündung findet heutzutage meistens auch nur eine einfache Diagnose statt.

Das liegt zum einen wohl daran, dass eine Blasenentzündung sehr typische Symptome hat und daher recht einfach zu erkennen ist. Andererseits ist die kurze Diagnosestellung heutzutage sicherlich auch eine Kostenfrage.

Befragung - Anamnese

Meistens wird eine unkomplizierte Blasenentzündung schon anhand einer Befragung (Anamnese) erkannt.

Der Arzt will meistens folgendes wissen:

- Wann begannen die Beschwerden?
- Wie ist die Krankheit verlaufen?
- Wie oft muss man Wasser lassen?
- Kann man viel oder nur wenig Wasser lassen?
- Besteht Brennen beim Wasserlassen?
- Bestehen Blasenkrämpfe und schmerzhafter Harndrang?
- Enthält der Urin Blut oder Spuren davon?
- Ist der Urin trübe und riecht stark?
- Besteht erhöhte Temperatur oder Fieber?
- Schmerzt der Rücken oberhalb der Taille?

- Besteht Übelkeit oder ist es zu Erbrechen gekommen?
- Ist dies die erste Blasenentzündung oder eine wiederholte Erkrankung?

Wenn die Befragung ein eindeutiges Ergebnis ergibt, wird meistens anhand der aktuellen Situation entschieden, ob und wie lange Antibiotika gegeben werden müssen.

Weitere Untersuchungen finden meistens nur statt, wenn noch Fragen offen sind. Die Gründlichkeit der Diagnosestellung hängt unter anderem aber auch vom einzelnen Arzt ab.

Körperliche Untersuchung

Bei der körperlichen Untersuchung zur Diagnose einer Blasenentzündung wird zunächst der Bauchraum abgetastet.

Bei einer Blasenentzündung ist typischerweise nur der Bereich oberhalb des Schambeins schmerzempfindlich. Beim Drücken auf den Bauch besteht keine Abwehrspannung.

Diese Bauchuntersuchung zeigt dem Arzt, ob nicht vielleicht andere Bauchorgane die Schmerzen verursachen und ob nicht eine gefährliche Notsituation (akuter Bauch) vorliegt.

Anschließend wird der Rücken im Bereich der Flanken und links und rechts oberhalb der Taille (Nierenlager) abgeklopft.

Bei einer Nierenbeckenentzündung ist das Nierenlager meistens sehr klopfempfindlich und schmerzt bei der Untersuchung. Meistens ist nur eine Niere betroffen.

Harn-Untersuchung mit Teststreifen

Mit Urinschnelltest-Streifen kann man den Harn heutzutage sehr einfach und bequem untersuchen und so innerhalb weniger Sekunden erste wichtige Ergebnisse erhalten.

Ein Arzt, der die Blasenentzündung eines Patienten mehr erfahren will, kann solch einen Test in seiner Praxis einfach durchführen.

Da man diese Schnelltests auch als Nichtmediziner in Apotheken kaufen kann, kann man solche Schnelltests auch zuhause selbst durchführen. So hat man beispielsweise schnell eine Information darüber, ob die Blase nur verkrampft ist, oder ob eine Entzündung stattfindet. Das kann Menschen, die unter häufigen Blasenentzündungen leiden, helfen zu erkennen, wann sie zum Art gehen müssen und wann nicht.

Mittelstrahl-Urin

Für eine Urinuntersuchung braucht man meistens den sogenannten Mittelstrahl-Urin.

Das bedeutet, dass zuerst der Bereich rund um die Harnröhre und die Schamlippen gründlich gereinigt wird. Die Schamlippen werden dann gespreizt, damit der Urin möglichst ohne Hautkontakt abfließen kann.

Dann wird zunächst eine kleine Menge Wasser gelassen, das nicht für die Untersuchung verwendet wird, sondern quasi der reinigenden Durchspülung der Harnröhre dient.

Erst anschließend wird der Urin in einem sauberen Becher aufgefangen.

Beim Selbertesten kann man den Teststreifen auch direkt in den Harnstrahl halten, das ist aber weniger professionell als der Test mithilfe eines Urinbehälters.

Da man für die Urinuntersuchung keine großen Mengen Urin braucht, wird nur ein kleiner Teil im Behälter aufgefangen. Der Rest kommt, wie üblich, in die Toilette.

Der Morgen-Urin, das heißt, der erste Urin, der morgens ausgeschieden wird, ist meistens besonders konzentriert und enthält bei Blasenentzündungen auch besonders viele Bakterien. Daher eignet er sich besonders gut für Untersuchungen. Dieser Morgenurin steht aber meistens für mehrere Stunden und verändert sich dabei, bevor er ins Labor kommt. Daher verwendet man heutzutage meistens frisch gelassenen Urin für den Test, auch wenn er nicht so konzentriert ist.

Schnelltest durchführen

Die Harnuntersuchung mithilfe eines Schnelltests ist denkbar einfach.

So funktioniert der Urin-Schnelltest:

- Der Schnelltest wird kurz in den gesammelten Urin getaucht oder direkt in den Mittelstrahl gehalten.
- Anschließend streift man den Teststreifen hinten und an der Seite am Becherrand oder an einem Stück Toilettenpapier ab, damit er nicht tropft. Die Testfelder dürfen nicht berührt werden.
- Innerhalb von 60 Sekunden verfärben sich die Testfelder des Teststreifens entsprechend der Inhalte im Urin.

- Zum Ablesen hält man den Teststreifen in die Nähe der Dose, wo die Einfärbungen der Testwerte abgebildet sind.
- Im Beipackzettel findet man detaillierte Informationen über die einzelnen Testwerte.

Testwerte beim Schnelltest

Urin-Schnelltests gibt es mit unterschiedlich vielen Testfeldern. Für die grobe Einschätzung einer Blasenentzündung reicht meistens ein Schnelltest mit fünf Testfeldern.

Die Testwerte zum Ablesen sind vorwiegend halbquantitativ, das heißt man kann nicht nur sehen, ob ein Wert positiv oder negativ ist, sondern auch ungefähr erkennen, ob ein Wert schwach oder stark positiv anschlägt. Auf dem Beipackzettel kann man lesen, welchen Zahlenwerten die beiden positiven Einfärbungen in etwa entsprechen.

Die fünf Testwerte eines solchen Tests werden nachfolgend einzeln beschrieben.

Mit "positiv" ist bei den Beschreibungen kein guter Befund gemeint, sondern das "positiv" in der Medizin, was bedeutet, dass ein Wert krankhaft verändert ist.

Glukose

Glukose im Urin ist ein Hinweis auf einen eventuell vorliegenden Diabetes mellitus. Wenn sich das Glukose-Feld positiv verfärbt, sollte man einen Arzt aufsuchen und sich auf Diabetes untersuchen lassen.

Das hat nicht direkt etwas mit einer Blasenentzündung zu tun.

Indirekt hat Diabetes aber durchaus Einfluss auf die Entstehung von Blasenentzündungen. Die Immunschwäche und potentielle Nierenschwäche, die durch Diabetes oft verursacht werden, können Blasenentzündungen begünstigen.

Glukose im Urin ist zudem ein sehr guter Nährboden für das Bakterienwachstum und kann das Fortschreiten einer Blasenentzündung verstärken.

Leukozyten

Leukozyten sind weiße Blutkörperchen. Sie werden auch als Polizei im Körper bezeichnet, weil sie Krankheitserreger bekämpfen.

So ist es ganz natürlich, wenn sich bei einer Blasenentzündung zahlreiche Leukozyten im Urin befinden. An sich ist das sogar eine gute Sache, denn es zeigt, dass der Körper die Infektion bekämpft.

In der Praxis sind Leukozyten im Urin aber eher ein schlechtes Zeichen, weil sie anzeigen, dass eine Infektion vorliegt, die bekämpft werden muss.

Wenn der Teststreifen Leukozyten im Urin anzeigt, dann kann man, bei den entsprechenden Beschwerden, davon ausgehen, dass man einen akuten Harnwegsinfekt hat, also eine Blasenentzündung oder auch eine Nierenbeckenentzündung. Der Urintest unterscheidet nicht zwischen den beiden Entzündungen.

Die Einnahme von Antibiotika kann die Leukozytenanzeige verfälschen und zwar in beide Richtungen, je nach Antibiotikum.

Wenn keine Leukozyten im Urin festzustellen sind, und man hat dennoch die typischen Beschwerden einer Blasenentzündung, kommt eventuell eine Reizblase oder eine interstitielle Cystitis in Frage.

Nitrit

Von den meisten Bakterien, die Blasenentzündungen verursachen, wird das Nahrungs-Nitrat in Nitrit verwandelt. Wenn sich also Bakterien in den Harnwegen breit gemacht haben, befindet sich Nitrit im Harn.

Dieses Nitrit kann man auf dem Teststreifen besonders deutlich erkennen, wenn man Harn überprüft, der vier bis acht Stunden in der Blase verweilt hat. Das ist bei einer Blasenentzündung jedoch meistens nicht einmal nachts gegeben, weil man erheblich öfter Wasser lassen muss.

Schon eine schwache Verfärbung des Nitrit-Feldes deutet auf erheblichen Bakterienbefall hin. Je kürzer der Harn in der Blase war, desto stärker trifft das zu.

Wenn sich im Nitrit-Feld keine Verfärbung zeigt, kann das einerseits an der zu kurzen Verweildauer des Harn liegen.

Andererseits kann auch die Einnahme von viel Vitamin C den Nitrit-Wert negativ verfälschen.

Wenn also andere Werte für eine bakteriell Blasenentzündung sprechen, z.B. Leukozyten und Proteine, heißt ein negativer Nitrit-Wert noch nicht zuverlässig, dass keine Bakterien vorhanden sind.

Nur wenn auch die anderen Werte negativ sind, kann man annehmen, dass keine Blasenentzündung vorliegt.

Proteine

Proteine (Eiweiße) im Urin können mehrere Ursachen haben.

Bei einem Harnwegsinfekt sind Proteine im Harn ein normales Phänomen. Die Reste von Bakterien, Leukozyten und Schleimhautzellen bestehen beispielsweise zum großen Teil aus Proteinen.

Ohne Harnwegsinfekt können Proteine auf einen Nierenschaden hinweisen oder auf große körperliche Belastung, beispielsweise Langstreckenlauf.

Erythrozyten /Hämoglobin

Erythrozyten (rote Blutkörperchen) und Hämoglobin (roter Blutfarbstoff) werden in einem gemeinsamen Testfeld gemessen.

Beide Werte zeigen Blut im Urin an.

Auch wenn man es nicht durch eine Rosafärbung sieht, kann sich im Urin Blut befinden. Unsichtbare Blutbeimengung nennt man "Mikrohämaturie".

Bei Blasenentzündungs-Beschwerden bestätigt Blut im Urin den Verdacht auf Blasenentzündung.

Es kann aber auch auf eine Nierenbeckenentzündung oder Verletzungen durch Harnsteine hinweisen.

Vor, während und kurz nach der Menstruationsblutung bei Frauen kann die Anzeige von Blut im Urin auch von dieser Blutung stammen.

Wenn kein Blut im Urin festzustellen ist, heißt das noch lange nicht, dass keine Blasenentzündung vorliegt. Blut im Urin ist nämlich kein zwingendes Symptom bei einer Blasenentzündung.

Weitere Testwerte

Bei Teststreifen mit zehn Testfeldern werden zusätzlich noch folgende Werte ermittelt:

- Dichte
- pH
- Keton
- Urobilinogen
- Bilirubin

Der pH-Wert ist hierbei von Interesse, wenn man versucht, mithilfe von Natron oder anderen Mitteln, den Harn zu entsäuern, damit er weniger stark brennt.

Harn-Untersuchung im Labor

Im Labor des Arztes oder in einem externen Labor kann der Harn noch gründlicher und detaillierter untersucht werden als mit einem Teststreifen.

Anhand der Beschaffenheit von entdeckten Leukozyten kann man beispielsweise feststellen, ob eine Entzündung bereits ins Nierenbecken aufgestiegen ist. Dann sieht man Leukozyten in Zylinderform.

Auch Kristalle, die auf Harnsteine hindeuten, können bei der Laboruntersuchung festgestellt werden.

Um Bakterien nachweisen zu können, wird eine Kultur des Urins angelegt. Bis sich die Bakterien ausreichend vermehrt haben, um nachgewiesen werden zu können, dauert es ein bis mehrere Tage.

Mithilfe solch einer Urinkultur kann man herausfinden, welche Antibiotika am besten wirken, um den aktuellen Krankheitserreger zuverlässig abzutöten.

Urinkulturen werden vor allem dann angelegt, wenn die Art der Bakterien unklar ist, weil beispielsweise die üblichen Antibiotika nicht helfen.

Blut-Untersuchung

Wenn Verdacht auf eine Nierenbeckenentzündung besteht, kann eine Blutuntersuchung durchgeführt werden.

Mit dem Blut wird einerseits eine Blutsenkung gemacht, die anzeigt, wie stark ein Entzündungsprozess im Körper verläuft.

Außerdem kann ein Blutbild angelegt werden. Am Blutbild kann man erkennen, ob und wie stark die Zahl der Leukozyten erhöht ist.

Ultraschall

Bei einer Ultraschalluntersuchung kann der Arzt die gesamten Harnorgane und ihre Umgebung betrachten und eventuelle Veränderungen feststellen.

Der Arzt sieht unter anderem Harnsteine, Verengungen und Senkungen bei einer Ultraschalluntersuchung.

Die Ultraschalluntersuchung hat den Vorteil, dass sie schmerzlos ist und den Körper nicht mit Strahlung belastet.

Röntgenaufnahmen

Wenn nach einer Ultraschalluntersuchung noch Unklarheiten über die Beschaffenheit der Harnorgane vorhanden sind, kann man auch eine Röntgenaufnahme oder eine Computer-Tomographie machen.

Solche Untersuchungen werden nur in besonderen Fällen gemacht, beispielsweise bei Nierensteinen, ungewöhnlichen Krankheitserregern, starker Blutung im Urin und anderen Sonderfällen.

Blasenspiegelung

Wenn der Arzt genaue Informationen über das Innere der Blase gewinnen will, beispielsweise bei Verdacht auf Tumoren, kann eine Blasenspiegelung durchgeführt werden.

Solch eine Blasenspiegelung wird aber meistens erst nach Abklingen der Blasenentzündung durchgeführt, weil sie sonst zu schmerzhaft wäre.

Eine Blasenspiegelung kann ihrerseits der Auslöser für eine Blasenentzündung sein, weil die Harnröhre dadurch stark gereizt wird und eventuell Bakterien einwandern können.

Sonderformen

Nicht alle Blasenentzündung sind normale bakterielle Infektionen, die auf die übliche Weise entstehen und verlaufen.

Es gibt auch verschiedene Sonderformen der Blasenentzündung oder Erkrankungen, die ähnliche Beschwerden verursachen wie eine Blasenentzündung.

Einige der häufigsten Sonderformen werden nachfolgend beschrieben.

Flitterwochen-Zystitis

In den Flitterwochen oder bei häufigem Geschlechtsverkehr aus anderen Gründen, kommt es besonders häufig zu Blasenentzündungen.

Die Häufigkeit ist so groß, dass diese Sonderform der Blasenentzündung den Namen Flitterwochen-Zystitis oder Honeymoon-Cystitis bekommen hat.

Die Ursache für die Flitterwochen-Zystitis liegt zum einen in der ausgiebigen Reizung der Schleimhäute im Genitalbereich. Die gereizten Schleimhäute können sich nicht mehr so gut gegen Krankheitserreger wehren.

Außerdem kann es beim Geschlechtsverkehr zu Schmierinfektionen kommen, das heißt die Bakterien können vom Afterbereich in die Nähe der Harnröhre verschmiert werden.

Um eine Flitterwochen-Zystitis zu verhindern, sollten sich daher beide Partner vor dem Geschlechtsverkehr gründlich waschen.

Beim Geschlechtsverkehr sollte man alles vermeiden, was Bakterien von der Analregion zur Scheidengegend oder Harnröhre transportieren könnte. Gegen Trockenheit der Schleimhäute, die eine Reizung verstärkt, kann ein Gleitgel helfen.

Nach dem Geschlechtsverkehr sollte vor allem die Frau möglichst bald auf die Toilette gehen, um Wasser zu lassen. Außerdem sollte man sich erneut waschen. Besonders geeignet ist hierzu eine kurze Dusche.

Rezidivierende Blasenentzündung

Wenn man unter immer wiederkehrenden Blasenentzündungen leidet, spricht man von rezidivierenden Blasenentzündungen.

Etwa die Hälfte aller Frauen, die an einer Blasenentzündung erkranken, haben innerhalb eines Jahres wieder mindestens eine Blasenentzündung. Bei vielen kommt es zu drei und mehr Blasenentzündungen pro Jahr.

Bei zahlreichen Betroffenen kann es helfen, wenn alle Faktoren ausgeschaltet werden, die Blasenentzündungen begünstigen, z.B. Hygienefehler, wenig trinken, kalte Füße. (Siehe dazu bei den beeinflussbaren Faktoren ab Seite 14 und bei der Vorbeugung ab Seite 70).

Wenn das Ausschalten der Blasenentzündung fördernden Faktoren nicht hilft, sollte man einen Urologen aufsuchen. Der Urologe sollte gründliche Untersuchungen vornehmen, um die Ursache für die rezidivierenden Blasenentzündung herauszufinden.

Bei Fehlbildungen der Harnwege, kann in vielen Fällen eine Operation helfen.

Bei resistenten Krankheitserregern kann nach einem wirksamen Antibiotikum gesucht werden und eine gründliche Antibiotikabehandlung durchgeführt werden.

Ansonsten werden rezidivierende Blasenentzündungen entsprechend der vom Urologen entdeckten Ursache behandelt.

Wenn ein oder mehrere Risikofaktoren (siehe ab Seite 22) vorliegen, die sich nicht oder kaum beeinflussen lassen, beispielsweise chronische Erkrankungen, müssen die Betroffenen mitunter lernen, mit wiederkehrenden Blasenentzündungen zu leben. Dann bleibt nur die Möglichkeit, Blasenentzündungen schon im Frühstadium zu behandeln, damit sie gar nicht erst sehr schlimm werden. Auch die Linderung der Beschwerden steht dann im Vordergrund.

Asymptomatische Bakteriurie

Manchmal werden bei einer Vorsorgeuntersuchung Bakterien im Urin festgestellt, ohne dass die typischen Beschwerden einer Blasenentzündung bestehen.

Solch eine Situation nennt man Asymptomatische Bakteriurie, weil Bakterien im Urin sind, aber ohne Symptome.

Im Normalfall wird eine Asymptomatische Bakteriurie nicht behandelt.

Nur bei Schwangeren und manchmal auch bei Kindern, vor Eingriffen in die Harnwege oder bei Nierensteinen wird die Asymptomatische Bakteriurie mit Antibiotika behandelt.

Virale Blasenentzündung

Nur selten kommt es zu einer Blasenentzündung, die durch Viren verursacht wird.

Wenn es dazu kommt, sind es meistens folgende Virenarten, die die Blasenentzündung verursachen:

- Zytomegalie-Viren
- Adenoviren
- Polyomaviren

Eine virenbedingte Blasenentzündung führt oft zu viel Blut im Urin (hämorrhagische Verlaufsform). Das bedeutet aber nicht, dass Blut im Urin ein Hinweis auf eine virale Blasenentzündung ist, denn auch bei bakteriellen Blasenentzündungen kann es zu Blutungen kommen.

Da Antibiotika gegen Viren nicht helfen, braucht man stattdessen antivirale Medikamente. In den meisten Fällen wird der Wirkstoff Cidofovir versucht.

Strahlenzystitis oder Blasenentzündung durch Chemotherapie

Durch Krebsbehandlungen mit Chemotherapie oder Bestrahlung kann es nicht nur zu den bekannten Problemen wie Haarausfall und Übelkeit kommen, sondern auch zu einer Blasenentzündung.

Die Schleimhautzellen der Blase gehören, wie alle Schleimhautzellen, zu den sich schnell teilenden Zellen. Daher werden sie sowohl von Chemotherapie als auch von einer Bestrahlung angegriffen und zerstört.

Zerstörte Zellen haben natürlicherweise einen Entzündungsvorgang zur Folge. Das Immunsystem des Körpers versucht nämlich, den Schaden zu reparieren, was einer Entzündung gleich kommt.

Bei solch einer Blasenentzündung durch Krebsbehandlung ist es genau so wichtig wie bei anderen Blasenentzündungen viel zu trinken, sich warm zu halten und eine gute Toilettenhygiene zu befolgen.

Diese Maßnahmen dienen auch dazu, dass nicht noch zusätzlich Bakterien in die Blase einwandern und sich in der geschwächten Schleimhaut einnisten.

Reizblase

Bei manchen Frauen kommt es zu wiederkehrenden oder ständigen Blasenentzündungs-Beschwerden, ohne dass Bakterien, Leukozyten oder Proteine im Urin festgestellt werden können.

Wenn dies öfter vorkommt und auch gründliche Untersuchungen keine andere Ursache für die Beschwerden ergeben, kann eine Reizblase eine der möglichen Ausschlussdiagnosen sein.

Ausschlussdiagnose bedeutet, dass man die Reizblase nicht direkt diagnostizieren kann. Die Beschwerden werden nur dann als Reizblase bezeichnet, wenn alle anderen Erklärungsmöglichkeiten nicht zutreffen.

Eine Reizblase kann für die Betroffenen sehr belastend sein, weil sich ein großer Teil des Lebens darum dreht, immer eine Toilette in Reichweite zu haben.

Symptome der Reizblase

Bei einer Reizblase treten einige, aber nicht alle Beschwerden einer Blasenentzündung auf.

Bei einer Reizblase leiden die Betroffenen unter:

- Häufiger Harndrang
- Schmerzhafter Harndrang
- Geringe Harnmenge bei jedem Toilettengang
- Manchmal Dranginkontinenz
- Manchmal Belastungsinkontinenz

Einige typische Blasenentzündungs-Symptome fehlen jedoch:

- meistens kein Brennen beim Wasserlassen
- kein Blut im Urin
- kein trüber Urin
- keine erhöhte Temperatur
- keine Bakterien, Leukozyten, Proteine und Blut im Urin

Ursachen der Reizblase

Eine Reizblase kann sich manchmal aus einer Blasenentzündung entwickeln. Sie kann aber auch ganz unabhängig von Blasenentzündungen auftreten.

Als Ursache für eine Reizblase werden überaktive Blasennerven, psychosomatische Probleme, Stress, Östrogenmangel und verborgene chronische Infekte diskutiert. Auch Koordinationsstörungen der Beckenboden- und Blasenmuskulatur kommen in Frage. Von manchen werden auch entzündliche Prozesse unterhalb der Blasenschleimhaut vermutet.

Die eigentliche Ursache ist jedoch noch unklar und kann wohl auch von Mensch zu Mensch verschieden sein.

Ausgelöst werden Reizblasen-Beschwerden häufig durch kalte Füße, ganz wie bei einer Blasenentzündung.

Dass sich psychische Probleme auf die Blase niederschlagen, ist eigentlich nicht verwunderlich, denn es ist seit jeher bekannt, dass große Angst zu unbeabsichtigtem Wasserlassen führen kann. Die Blasennerven reagieren sehr empfindlich auf die Seele.

Behandlung der Reizblase

Antibiotika sind bei einer Reizblase nicht notwendig.

Man kann die Reizblase mit entkrampfenden Medikamenten und manchmal auch mit Östrogenen behandeln. Auch Entspannungsmethoden wie Autogenes Training oder Progressive Muskelentspannung nach Jacobson können gegen die Reizblasen-Beschwerden helfen.

Wichtig sind auch die üblichen Vorbeugemaßnahmen gegen Blasenentzündungen, denn eine gereizte Blase kann sich jederzeit auch bakteriell entzünden.

Besonders wichtig sind die Warmhalte-Maßnahmen und Wärmflaschen, denn Wärme wirkt entkrampfend.

Auch eine ausreichende Trinkmenge ist sehr wichtig. Reizblasen-Patientinnen neigen dazu, zu wenig zu trinken, um seltener auf die Toilette zu müssen. Das funktioniert aber kaum und hat lediglich zur Folge, dass der wenige Harn konzentrierter ist und die Blasenschleimhaut reizt. Die geringe Trinkmenge sorgt auch dafür, dass die Blase nach und nach eine immer geringere Kapazität aufweist - das Reizblasenproblem nimmt also zu anstatt ab.

Wenn vollständig abgeklärt ist, dass keine Entzündung der Blase vorliegt, kann man auch ein Blasentraining wagen. Dabei geht man zu relativ häufigen festgelegten, regelmäßigen Zeiten zur Toilette und widersteht in der Zwischenzeit dem Harndrang. Nach und nach kann sich die Blase daran gewöhnen, wieder mehr harn aufzunehmen. Mit dem Blasentraining sollte man es jedoch auf keinen Fall übertreiben und auch keine langen Pausen zwischen den Toilettengängen einlegen. Verzögerungen beim Wasserlassen können nämlich bakterielle Blasenentzündungen fördern.

Interstitielle Cystitis

Die interstitielle ist eine bislang relativ unbekannte Erkrankung deren Symptome denen einer bakteriellen Blasenentzündung ähneln.

Es ist jedoch kein Krankheitserreger zu finden. Daher wird bei den Betroffenen häufig eine Reizblase vermutet.

Bei einer interstitiellen Cystitis ist die Blase jedoch nicht nur gereizt, sie ist tatsächlich entzündet.

Allerdings ist bei der interstitiellen Cystitis nicht der Innenraum der Blase mitsamt Schleimhaut entzündet, sondern das Gewebe der Blasenwand mit Muskeln und Bindegewebe. Dieses Gewebe kommt normalerweise nicht mit dem Harn in Berührung, daher können auch keine Bakterien im Harn festgestellt werden.

Meistens wird die interstitiellen Cystitis erst sehr spät erkannt. Daher ist diese Entzündung oft schon weit fortgeschritten und die Patientin hat einen langen Leidensweg hinter sich, wenn endlich feststeht, dass es sich um eine interstitielle Cystitis handelt.

Von der interstitiellen Cystitis können sowohl Männer als auch Frauen betroffen sein. Frauen sind jedoch neun bis zehn Mal häufiger betroffen als Männer.

Symptome einer interstitiellen Cystitis

Die Symptome der interstitiellen Cystitis ähneln einer bakteriellen Blasenentzündung oder einer Reizblase.

Es kommt in erster Linie zu:

- Häufigem Harndrang
- Schmerzhaftem Harndrang
- Geringer Harnmenge je Toilettengang
- Schmerzen im Unterleib

Menschen, die unter einer interstitiellen Cystitis leiden, müssen teilweise bis zu 60 Mal pro Tag auf die Toilette gehen.

Folgende Kriterien sprechen gegen eine interstitielle Cystitis:

- Harnmengen über 350 ml bei einem einzelnen Toilettengang
- Unter acht Toilettengänge pro Tag
- Beschwerden kürzer als neun Monate
- Harnsteine
- Kürzlich durchlebte bakterielle Blasenentzündung
- Entkrampfende Mittel helfen
- Antibiotika helfen

Diagnose der interstitiellen Cystitis

Die Diagnose einer interstitiellen Cystitis ist, wie bei einer Reizblase, in erster Linie eine Ausschlussdiagnose.

Meistens wird jedoch eine Blasenspiegelung vorgenommen, um die Diagnose zu erhärten. Wenn die Blase bei dieser Spiegelung durch eine Kochsalzlösung gedehnt wird, entstehen punktförmige Schleimhautblutungen, die typisch für interstitielle Cystitis sind.

Außerdem sollte eine Biopsie der Blasenschleimhaut vorgenommen werden. Bei der Biopsie kann man Schädigungen der Schutzschicht, eine erhöhte Nervendichte und vermehrte Mastzellen feststellen. Dies ist jedoch keine Standarduntersuchung, sondern man muss gezielt nach diesen Merkmalen suchen.

Wenn diese aufwendigen Untersuchungen unterbleiben, kann eine interstitielle Cystitis relativ leicht mit einer Reizblase verwechselt werden.

Das ist für die Betroffen oft ein großes Problem, denn ihre ständigen Schmerzen und Probleme werden meistens als psychisch bedingt betrachtet, obwohl bei ihnen ein echter, chronischer Entzündungsprozess vorliegt.

Ursachen einer interstitiellen Cystitis

Als die Haupt- Ursache für eine interstitielle Cystitis wird eine besonders durchlässige Blasenschleimhaut angenommen. Durch diese Blasenschleimhaut gelangen verschiedene Reizstoffe des Urins zu den Zellen der Blasenwand. Normalerweise ist die Blasenwand vor den Inhaltstoffen des Urins durch die Schleimhautschicht geschützt.

In der gereizten Blasenwand vermehren sich als Reaktion auf die Reizung die Nervenfasern besonders stark. Das kann zu ausgeprägten Schmerzwahrnehmungen führen.

Die Reizung der zahlreichen Nervenfasern führt zu einer entzündlichen Reaktion. Daraufhin wird Histamin freigesetzt, was den Entzündungsprozess noch verstärkt.

Histamin wird normalerweise bei allergischen Reaktionen oder bei Autoimmunkrankheiten wie Rheuma freigesetzt.

Daraus kann man schließen, dass die interstitielle Cystitis möglicherweise eine Autoimmunerkrankung ist.

Weitere ursächliche Faktoren für eine interstitielle Cystitis können giftige Harnbestandteile oder ein hormonelles Ungleichgewicht sein.

Letztlich ist die Ursache für die interstitielle Cystitis noch nicht geklärt.

In den nächsten Jahren könnten sich noch wichtige neue Erkenntnisse ergeben.

Behandlung der interstitiellen Cystitis

Da die Ursache für die interstitielle Cystitis noch nicht geklärt ist, kann man die Erkrankung auch noch nicht ursächlich behandeln.

Die Behandlung beschränkt sich daher auf das Lindern der Symptome.

Dazu muss man oft zahlreiche Medikamente ausprobieren, bis man eines findet, das in der persönlichen Situation hilft.

Folgende Medikamente werden zur Behandlung der interstitiellen Cystitis versucht:

- Schmerzmittel
- Kortikoide (Kortison-Präparate)
- Antiallergika
- Prostaglandine
- Spasmolytika (Krampflösende Mittel)
- Immunsuppressiva
- Antidepressiva
- Pentosanpolysulfat
- L-Arginin

Manche Medikamente werden auch mithilfe eines Katheters direkt in die Blase gespritzt.

Damit die Schmerzen nicht zu einem Teufelskreis führen, sollte bei starken Schmerzen eine gezielte Schmerztherapie durchgeführt werden.

Gegen die Schmerzen können mitunter auch nichtmedikamentöse Methoden helfen, wie Autogenes Training, Akupunktur, TENS, Muskelrelaxation nach Jakobson, Massagen oder Gymnastik.

Wenn all diese Behandlungsversuche nicht helfen und die Beschwerden sehr ausgeprägt sind, wird manchmal durch eine Operation eine Linderung der Beschwerden versucht.

Zunächst wird versucht, ob ein Dehnen der Blase mit Wasser eine Verbesserung bringt.

Falls nicht, kann auch ein Teil oder die gesamte Blase entfernt werden und der Harn über den Darm umgeleitet werden. Da dies ein sehr massiver Eingriff ist, werden zuvor alle anderen Möglichkeiten der Behandlung durchprobiert.

Komplikationen

Wenn eine Blasenentzündung nicht sofort erfolgreich behandelt wird, oder bei schlechtem Allgemeinzustand kann es zu Komplikationen bei einer bakteriellen Blasenentzündung kommen.

Verschleppung

Mit dem umgangssprachlichen Begriff "Verschleppung" ist gemeint, dass man eine Erkrankung nicht von Anfang an fachgerecht behandelt.

Bei einer Blasenentzündung würde das beispielsweise bedeuten, dass man trotz typischer Beschwerden weiter unterkühlt ist und zu wenig trinkt. Es kann auch bedeuten, dass man erst zu spät zum Arzt geht und zu spät mit einer Antibiotika-Behandlung beginnt.

Solch eine verschleppte Blasenentzündung kann sehr unangenehme Folgen haben.

Die Beschwerden werden schlimmer, als sie normalerweise geworden wären. Meistens dauert der Heilungsprozess auch länger.

Durch die langwierige Heilung und die stärkeren Beschwerden kann es auch passieren, dass die Schleimhäute nicht vollständig ausheilen. So kann es zu wiederholten oder zur chronischen Blasenentzündung kommen. Auch eine Reizblase kann sich aus diesem Zustand entwickeln.

Eine gefährliche Folge einer verschleppten Blasenentzündung kann auch eine Nierenbeckenentzündung sein.

Nierenbeckenentzündung

Die Nierenbeckenentzündung ist eine schwere Erkrankung, die als Folge einer Blasenentzündung auftreten kann.

Bei der Nierenbeckenentzündung steigen in den meisten Fällen Krankheitserreger aus der Blase durch den Harnleiter nach oben und entzünden dort das Nierenbecken.

Das Nierenbecken ist ein Hohlraum, in dem sich der Harn sammelt, der von den eigentlichen Nierenzellen produziert wird. Vom Nierenbecken aus fließt der Harn über den Harnleiter in die Blase. Ähnlich wie die Blase, ist das Nierenbecken mit einer Schleimhaut ausgekleidet. Diese Schleimhaut entzündet sich bei einer Nierenbeckenentzündung.

Symptome der Nierenbeckenentzündung

Bei einer Nierenbeckenentzündung leidet man unter folgenden Symptome, die häufig zu denen der Blasenentzündung hinzukommen:

- Fieber über 38°C
- Schüttelfrost
- Schmerzen im Rücken oberhalb der Taille (Nierengegend)

- Übelkeit
- Erbrechen
- Schweres Krankheitsgefühl

Fieber über 38°C

Steigt die Körper-Temperatur über 38°C an und wird somit zu Fieber, ist das kein normales Symptom einer Blasenentzündung, sondern deutet darauf hin, dass die Entzündung in die Niere aufsteigt und zu einer Nierenbeckenentzündung wird.

In diesem Fall sollte man unverzüglich einen Arzt aufsuchen. Am Wochenende oder in der Nacht fährt man am besten in ein Krankenhaus.

Damit man Fieber rechtzeitig erkennt, ist es wichtig, regelmäßig die Temperatur zu messen, vor allem, wenn bereits erhöhte Temperatur besteht. Auch wenn man sich in warmer Umgebung fröstelig fühlt, sollte man die Temperatur messen.

Schüttelfrost

Schüttelfrost geht meistens mit schnell ansteigendem Fieber einher. Es ist also ein deutliches Zeichen, dass die Blasenentzündung zu einer Nierenbeckenentzündung wird.

Sobald Schüttelfrost auftritt, sollte man unbedingt die Temperatur messen.

Wenn Fieber besteht, muss man dringend einen Arzt oder ein Krankenhaus aufsuchen.

Schmerzen im Rücken oberhalb der Taille (Nierengegend)

Wenn die Entzündung zu den Nieren aufsteigt, kommt es häufig zu Schmerzen im Rücken im Bereich der Nieren.

Die Schmerzen steigen auch manchmal an den Flanken entlang nach oben, was auch dem Verlauf der aufsteigenden Entzündung entspricht.

Meistens ist nur eine Niere von einer Nierenbeckenentzündung betroffen.

Auch wenn die Nierenschmerzen ohne Fieber auftreten, sollte man dringend einen Arzt aufsuchen.

Übelkeit, Erbrechen

Manchmal sind Übelkeit und Erbrechen die einzigen deutlichen Symptome, dass sich eine Nierenbeckenentzündung entwickelt.

Übelkeit bringt man normalerweise nicht mit einer Nieren-Erkrankung in Verbindung, doch es ist ein typisches Symptom für eine Nierenbeckenentzündung.

Wenn man also bei einer Blasenentzündung unter Übelkeit oder gar Erbrechen leidet, sollte man dringend einen Arzt aufsuchen.

Das gilt nicht unbedingt, wenn man bereits Antibiotika einnimmt. Übelkeit und Erbrechen sind nämlich auch eine häufige Nebenwirkung von Antibiotika.

Schweres Krankheitsgefühl

Bei einer Nierenbeckenentzündung besteht in den meisten Fällen ein schweres Krankheitsgefühl.

Im Unterschied zum Befinden bei einer unkomplizierten Blasenentzündung fühlt man sich richtig krank und hat das Bedürfnis im Bett zu liegen oder zumindest auf dem Sofa zu kauern.

Wenn man sich also bei einer Blasenentzündung richtig krank fühlt, sollte man dringend einen Arzt aufsuchen.

Komplikationen einer Nierenbeckenentzündung

Bei einer Nierenbeckenentzündung kommt es relativ häufig vor, dass die Krankheitserreger in den Blutkreislauf übertreten.

Dann kommt es zu einer Blutvergiftung (Sepsis). Eine Blutvergiftung ist in fast der Hälfte aller Fälle tödlich.

Daher ist es enorm wichtig, dass eine Nierenbeckenentzündung fachmännisch und sorgfältig behandelt wird.

Behandlung der Nierenbeckenentzündung

Eine Nierenbeckenentzündung muss unbedingt mit Antibiotika behandelt werden.

Meistens muss das Antibiotikum bei einer Nierenbeckenentzündung zwei Wochen lang eingenommen werden.

Da die Nierenbeckenentzündung eine schwere Erkrankung ist, muss man in diesen zwei Wochen das Bett hüten.

Zusätzlich kann man eine Nierenbeckenentzündung genau so behandeln wie eine einfache Blasenentzündung, also mit viel trinken, Blasentee, Wärmflasche und dergleichen.

Sofort-Maßnahmen

Sobald man die ersten Symptome einer Blasenentzündung spürt, kann man mit einigen Sofort-Maßnahmen in kurzer Zeit für Besserung sorgen.

Wenn man frühzeitig mit diesen Selbsthilfe-Maßnahmen anfängt, sie konsequent durchführt und etwas Glück hat, kommt die Blasenentzündung dadurch zum Stillstand.

Wenn Entzündung schnell genug aufhört und das Befinden innerhalb von zwei bis drei Tagen wieder deutlich besser wird, kann man sich in den meisten Fällen die Einnahme von Antibiotika ersparen.

Vier Stunden entscheiden

Für den Erfolg der Selbsthilfe sind vor allem die ersten vier Stunden nach Auftreten der ersten Symptome wichtig, denn in dieser Zeit entscheidet sich oft schon, ob sich die Entzündung festsetzen und ausbreiten kann oder nicht.

Wenn sich nach den ersten vier Stunden mit Selbstbehandlung keine deutliche Besserung zeigt, sollte man einen Arzt aufsuchen.

Wenn man unter häufigen Blasenentzündungen leidet oder schon Blasenentzündungen mit speziellen Erregern hatte, sollte man unverzüglich zum Arzt gehen, sobald die ersten Symptome auftreten.

Die Selbsthilfe-Maßnahmen kann man jedoch dennoch durchführen.

Sehr viel trinken

Ganz wichtig ist : Sehr viel trinken!

Das heißt für die ersten vier Stunden der Blasenentzündung:

Alle 20 Minuten 250 ml trinken.

Das sind dann drei Liter innerhalb der ersten vier Stunden.

Die Blase wird also gleich zu Beginn der Blasenentzündung kräftig durchgespült. Ein großer Teil der Bakterien kann so direkt ausgespült werden und hat nicht mehr die Gelegenheit, sich in der Blase festzusetzen und zu vermehren. Erfolgreich ausgespülte Bakterien muss man auch nicht mehr mit Antibiotika behandeln, denn sie können der Blase nichts mehr anhaben.

Nach den vier ersten Stunden kann man etwas langsamer weitertrinken, aber es sollte immer noch sehr viel Flüssigkeit sein, bis die Blasenentzündung vollständig ausgeheilt ist.

Als Faustregel gilt:

Mindestens 3 - 4 Liter pro Tag trinken.

Am besten trinkt man stilles Wasser oder Blasentee.

Leitungswasser

Schlichtes Leitungswasser ist in Industrieländern meistens von hoher Qualität, außer man hat Bleirohre im Haus oder ähnliche Probleme.

Der Vorteil von Leitungswasser ist, dass es reichlich zur Verfügung steht und jederzeit zu haben ist. Außerdem ist es sehr preiswert im Vergleich zu Flaschenwasser.

Wasser hat zudem den Vorteil, dass es einfach aufgrund seiner neutralen Flüssigkeit harntreibend wirkt, ohne die Niere zu reizen.

Beim Trinken von Leitungswasser sollte man jedoch ein paar Kleinigkeiten beachten.

Wenn man das Leitungswasser aus dem Hahn zapft, sollte man zuerst ein wenig Wasser durchlaufen lassen, damit man nicht das Wasser zum Trinken nimmt, das schon eine Weile im Hahn gestanden hat.

Salz ins Wasser streuen

Vier Liter Wasser pro Tage sind eine ganze Menge für den Körper. Wenn man sich außerdem salzarm ernährt, kann es durch die große Trinkmenge zu einem gewissen Salzmangel kommen (Hypotone Hyperhydration). Die Folgen davon könnten unter anderem Kopfschmerzen sein.

Daher ist es sinnvoll, wenn man auf jede 1,5 Liter Flasche zwei gute Prisen Salz in das Wasser streut.

Das ist eine geringe Menge, die man kaum durchschmeckt. Bei dieser geringen Menge wird davon ausgegangen, dass man zusätzlich noch mit der Nahrung normal viel Salz zu sich nimmt. Wenn man nahezu salzfrei isst, braucht man sogar noch mehr Salz im Wasser.

Am besten nimmt man dafür ein möglichst naturbelassenes Meersalz, weil darin außer dem Kochsalz auch noch andere Mineralsalze enthalten sind. Wenn man so ein Meersalz jedoch nicht im Haus hat, tut es auch ein ganz gewöhnliches Haushaltssalz.

Mineralwasser

Mineralwasser ist sehr gut geeignet, um es bei einer Blasenentzündung zu trinken.

Ein stilles Mineralwasser ist jedoch einem Sprudelwasser vorzuziehen, weil es auf den Magen schlagen kann, wenn man so viel Sprudelwasser trinkt, wie man zum Durchspülen der Blase trinken muss.

Die meisten Mineralwässer enthalten genug Salze und Mineralien, um sich selbst in etwas auszugleichen.

Natriumarmes Mineralwasser enthält jedoch zu wenig Salz, wenn man es in großen Mengen trinkt. Hier gilt dann das Gleiche wie beim Leitungswasser: zwei Prisen Salz pro Flasche hinein streuen.

Blasentee

Blasentee ist sehr beliebt und gut geeignet als Getränk bei Blasenentzündungen.

Die meisten fertig gemischten Blasentees wirken in erster Linie harntreibend. Harntreibend bedeutet, dass sie die Niere dazu anregen, möglichst viel Harn zu produzieren. Das dient dazu, die Blase kräftig durch zu spülen.

Bei ausreichender Trinkmenge (vier Liter pro Tag) ist es jedoch im Normalfall nicht nötig, die Harnbildung extra anzutreiben. Meistens muss man auch ohne harntreibende Tees eine Menge Wasser lassen. Nur bei manchen Betroffenen wird trotz großer Trinkmenge nur wenig Harn produziert. Ein Blasentee ist also meistens nicht unbedingt nötig, um den Durchspüleffekt zu erreichen.

Ein wirklich hilfreicher Blasentee ist einer, der zusätzlich antibakterielle, entkrampfende und entzündungshemmende Eigenschaften hat. Die meisten typischen Blasenkräuter in Fertigmischungen haben auch die eine oder andere heilende Wirkung, was ihren Einsatz bei Blasenentzündung durchaus sinnvoll macht.

Meistens schmecken die Fertigmischungen auch ganz passabel und es tröstet auch die Seele, einen warmen Kräutertee zu trinken.

Wenn man sich salzarm ernährt, sollte man übrigens auch dem Blasentee ein wenig Salz beigeben, wenn man ihn in großen Mengen trinkt. Wenn er hingegen nur eine Ergänzung zum Wasser darstellt, kann man das Salz auch weglassen.

Fertige Blasenteemischungen erhält man in Apotheken, Drogerien und Supermärkten. Meistens sind sie in Teebeutel abgepackt und daher einfach zuzubereiten. Tees in Apotheken sind häufig auf ausreichende Wirkstoffe hin überprüft worden, was auch einen höheren Preis rechtfertigt.

Man kann sich auch eine eigene Blasentee-Mischung zusammenstellen.

Mehr Informationen über Heilpflanzen gegen Blasenentzündung finden Sie ab Seite 56.

Alkohol vermeiden

Während einer Blasenentzündung sollte man keinesfalls Alkohol trinken.

Alkohol reizt einerseits die Nieren und zwar stärker, als ihnen bei einer Blasenentzündung gut tut.

Andererseits schwächt Alkohol den gesamten Organismus, sodass man nicht mehr genug Kraft hat, sich erfolgreich gegen die Blasenentzündung zu wehren. Die Blasenentzündung kann sich dadurch verschlimmern und länger dauern.

Zusammen mit Antibiotika darf man auch meistens keinen Alkohol zu sich nehmen. Die Leber kann den Alkohol nämlich nicht richtig abbauen, wenn sie zugleich mit dem Abbau der Antibiotika beschäftigt ist.

Daher ist Alkohol während einer Blasenentzündung tabu.

Darf man Kaffee und Schwarztee trinken?

Bisher galten Kaffee, Schwarztee und andere coffeinhaltige Getränke als verboten bei Blasenentzündung. Der Grund dafür war, weil sie als Wasserräuber galten, der die Niere reizt, also weil sie harntreibend wirken.

In den letzten Jahren hat man jedoch neue Erkenntnisse über Kaffee und Tee gewonnen.

Kaffee und Tee wirken zwar durchaus harntreibend, aber wenn man sie gewöhnt ist, ist diese Wirkung nur schwach ausgeprägt. Die leichte harntreibende Wirkung, die dennoch von ihnen ausgeht, ist bei einer Blasenentzündung ja durchaus erwünscht.

Ihren schlechten Ruf als Wasserräuber, der dem Körper Wasser entzieht, haben Kaffee und Tee inzwischen also verloren. Man darf sie inzwischen sogar zur täglichen Trinkmenge hinzurechnen.

Allerdings sollte man bei einer Blasenentzündung keinesfalls vier Liter Kaffee oder Tee pro Tag in sich hineinschütten. Das wäre aus anderen Gründen sehr ungesund, denn die anregende Wirkung wäre zu stark. Auch der Magen könnte bei so einer großen Kaffeemenge Probleme bekommen.

Sinnvoll ist es also, in aller Ruhe seinen gewohnten Morgenkaffee oder Tee zu trinken und die nötige Wassermenge ansonsten mit Wasser oder Kräutertee zu decken.

Achtung!

Bei einigen Antibiotika sollte man keine coffeinhaltigen Getränke trinken, weil die Wirkung von Getränk und Antibiotikum dadurch verstärkt werden. Auch Milch (z.B. als Milch im Kaffee) darf bei manchen Antibiotika nur in einem bestimmten zeitlichen Abstand zum Medikament zu sich genommen werden.

Daher sollte man bei Antibiotika-Einnahme genau den Beipackzettel studieren, ob man Kaffee, Tee und Milch zu sich nehmen darf.

Darf man Fruchtsäfte trinken?

Über Fruchtsäfte liest man häufig, dass man sie bei einer Blasenentzündung besser vermeiden sollte, weil sie den Urin sauer machen. Da soll zu verstärktem Brennen beim Wasserlassen führen.

Saure Früchte bewirken jedoch nicht unbedingt, dass der Urin saurer wird. Bei vielen Früchten ist sogar das Gegenteil der Fall, denn sie werden alkalisch verstoffwechselt. Der Urin wird von zahlreichen Früchten also eher alkalischer als er vorher war. Das gilt unter anderem für Cranberries und Cranberry-Saft.

Wenn einem Fruchtsaftgetränk jedoch Vitamin-C zugefügt wurde, dann hat das durchaus eine säuernde Wirkung auf den Urin. Auch Zucker im Saft kann leicht säuernd auf den Urin wirken.

Es kann also von Saft zu Saft bzw. zu Fruchtsaftgetränk verschieden sein, ob die Wirkung auf den Urin säuernd oder alkalisierend ist. Im Zweifelsfall sollte man es mit einer kleinen Menge Saft ausprobieren.

Fruchtsäfte und Fruchtsaftgetränke sind jedoch nicht geeignet, um den vollständigen Tages-Trinkbedarf bei einer Blasenentzündung zu stillen.

Auf den Magen wirken saure Getränke nämlich durchaus säuernd, was bei großen Mengen unangenehm werden kann.

Außerdem haben Fruchtsäfte relativ viele Kalorien, was sich in großer Menge auf die Figur auswirken kann. Das muss zwar kein Nachteil sein, aber es ist gut, es zu wissen und gegebenenfalls zu berücksichtigen.

Häufig Wasser lassen

Damit das Durchspülen der Blase erfolgreich ist, muss die große Wassermenge, die man trinkt, auch ausgeschieden werden.

Daher sollte man häufig Wasser lassen.

Das kommt dem von selbst auftretenden häufigen und starken Harndrang entgegen.

Wichtig ist daher nur, dass man den Toilettengang nicht aufschiebt, sondern immer wieder zum Wasserlassen geht.

Wenn die Trinkmenge groß genug ist, wird der Harn meistens auch so gut verdünnt, dass er weniger brennt als wenn er konzentriert wäre.

Da jeder Toilettengang dennoch meistens schmerzhaft ist, kann man sich damit trösten, dass jedes Mal Bakterien ausgespült werden, die dem Körper dann nicht mehr schaden können.

Falls man wider Erwarten nicht von selbst häufig Wasser lassen muss, kann man mit einem harntreibenden Blasentee die Harnproduktion ankurbeln.

Wärme

Sehr wichtig ist es, dass man sich bei einer Blasenentzündung gut warm hält.

Sobald man die ersten Anzeichen einer Blasenentzündung spürt, sollte man also schnellstmöglich für eine ausgeprägte Rundum-Wärme sorgen.

Dazu gehören unter anderem warme Socken, warme Unterwäsche, ein warm gekleideter Rücken und bei Bedarf ein breiter Schal, der um den Unterleib geschlungen wird.

Mit einem ansteigenden Fußbad kann man einen kräftigen Schwung Wärme in den Körper bringen, vor allem wenn die Füße kalt sind.

Ganz wichtig ist auch eine oder mehrere Wärmflaschen, die man sich in den Rücken, auf den Bauch oder zwischen die Beine legt. Man kann sich sogar auf eine Wärmflasche setzen, wenn sie nicht zu prall gefüllt ist.

Alternativ gibt es mehrere Hausmittel, die die Wärme unterstützen können, beispielsweise Kirschkernkissen, Traubenkernkissen oder Heublumensäckchen.

Bei einer Blasenentzündung sollte man sich möglichst nicht in der Kälte aufhalten und unbedingt dafür sorgen, dass man nicht durchfriert. In der kalten Jahreszeit bedeutet das, dass man ein warmes Haus aufsucht, sich bei Bedarf die Füße mit einem warmen Fußbad aufwärmt und sich sehr warm anzieht.

An heißen Sommertagen lässt sich die Sehnsucht nach Abkühlung nur schwer mit dem Wärmebedürfnis der Blasenentzündung unter einen Hut bringen. Möglicherweise war sogar das Kühlungsbedürfnis der Auslöser für die Blasenentzündung, wenn man sich in der Nähe von Klimaanlagen oder Ventilatoren aufgehalten hat oder lange im nassen Badeanzug unterwegs war.

An solchen Hitzetagen sollte man es mit der Dicke der Bekleidung natürlich nicht übertreiben, denn ein Hitzschlag ist auch nicht sehr förderlich. Bei den meisten Betroffenen reichen dann einfache Socken, relativ leichte Hosen und nur auf Wunsch eine Wärmflasche. Ganz wichtig ist es jedoch, dass man Zugluft vermeidet und Verdunstungskälte durch Nässe. Wenn man seine Bekleidung durchgeschwitzt hat, sollte man sie wechseln und trockene Kleider anziehen.

Schulmedizinische Behandlung

Die schulmedizinische Behandlung spielt bei Blasenentzündungen eine wichtige Rolle, denn eine Blasenentzündung ist eine potentiell gefährliche Erkrankung.

Hausmittel und naturheilkundliche Heilmethoden reichen oft nicht aus, um eine Blasenentzündung erfolgreich zu heilen.

Antibiotika

Für schwere Blasenentzündungen und Nierenbeckenentzündungen braucht man unbedingt eine Antibiotika-Behandlung.

Heutzutage werden Antibiotika von den meisten Patienten nur noch ungern eingenommen, denn sie haben oft unangenehme Nebenwirkungen. Um Resistenzen zu vermeiden, werden sie inzwischen auch nicht mehr so häufig verschrieben wie früher.

Doch wenn eine Blasenentzündung nicht auf Hausmittel und naturheilkundliche Behandlungsversuche anspricht, ist die Anwendung von Antibiotika unumgänglich.

Es ist sehr wichtig, dass man die Antibiotika so anwendet, wie vom Arzt verschrieben. Wenn man sie vorzeitig absetzt, besteht die Gefahr, dass die Blasenentzündung wieder aufflammt und dass die Bakterien gegen das Antibiotikum resistent werden.

Kurzzeit-Therapie bei unkomplizierten Blasenentzündungen

Bei einer unkomplizierten Blasenentzündung ohne Blutung und ohne Fieber reicht häufig eine einzelne Antibiotika-Gabe. Bei solch einer Kurzbehandlung muss man das Befinden jedoch genau im Auge behalten und nach einer Woche eine Nachuntersuchung durchführen.

Meistens werden unkomplizierte Blasenentzündungen drei Tage lang mit Antibiotika behandelt.

Eine Woche in schwereren Fällen

Wenn Fieber aufgetreten ist oder stärkere Blutungen, kann die Behandlungsdauer auf sieben Tage ausgedehnt werden.

Bei so einer schweren Blasenentzündung sollte man sich auch stark schonen und bei Bedarf ins Bett legen.

Zwei Wochen bei Nierenbeckenentzündungen

Sobald die Entzündung auch das Nierenbecken betrifft, muss etwa zwei Wochen lang mit Antibiotika behandelt werden. Außerdem ist dann Bettruhe erforderlich.

In manchen Fällen muss man eine Nierenbeckenentzündung im Krankenhaus auskurieren, um sofort ärztliche Hilfe zu bekommen, falls sich die Nierenbeckenentzündung zu einer Blutvergiftung entwickelt.

Art des Antibiotikums

Meistens wird bei Blasenentzündung ein Breitspektrum-Antibiotikum eingesetzt, das vor allem gut gegen die häufigen Bakterien Escherichia coli wirkt.

Besonders häufig wird der Wirkstoff Trimethoprim bei Blasenentzündungen eingesetzt. Ein weiterer oft verwendeter Wirkstoff ist Nitrofurantoin sowie das Kombinationsmittel Cotrimoxazol. Es können aber auch andere Wirkstoffe zum Einsatz kommen.

Wenn diese einfache Art der Antibiotika-Behandlung keine Besserung bringt, kann ein genaue Untersuchung der Erreger (Antibiogramm) durchgeführt werden. Dadurch kann dann ein spezielles Antibiotikum eingesetzt werden.

Zu beachten!

Während der Antibiotika-Behandlung darf man keinen Alkohol trinken, weil die Leber den Alkohol dann nicht richtig abbauen kann.

Außerdem vertragen sich einige Antibiotika nicht gut mit Kaffee, Milchprodukten oder anderen Nahrungsmitteln. Lesen Sie daher gründlich den Beipackzettel.

Wiederaufbau der Darmflora

Durch eine Antibiotika-Behandlung werden nicht nur die krankmachenden Bakterien getötet, sondern auch die erwünschten Bakterien im Darm und im Säureschutzmantel der Haut.

Damit es infolge der Behandlung nicht zu Pilzerkrankungen kommt, sollte man nach der Antibiotika-Therapie die Darmflora wieder aufbauen.

Dazu kann man täglich ein bis zwei Jogurts essen. Meistens reicht das schon aus, um den Darm und seine Bewohner wieder in Schwung zu bringen.

Falls die Jogurts nicht ausreichen, gibt es auch zahlreiche Medikamente, die beim Aufbau der Darmflora helfen. Die meisten dieser Mittel enthalten Milchsäurebakterien, die sich im Darm vermehren können.

Schmerzmittel

Oft sind Blasenentzündungen mit starken Schmerzen verbunden.

Die Schmerzen führen zu zusätzlichen Verkrampfungen und erschweren die Krankheitssituation erheblich.

Daher kann es sinnvoll sein, gegen die Schmerzen ein Schmerzmittel einzunehmen.

Geeignete Schmerzmittel sind rezeptfreie Mittel, die zugleich eine entzündungshemmende Wirkung haben, beispielsweise mit den Wirkstoffen Acetylsalicylsäure, Paracetamol oder Ibuprofen.

Diese Schmerzmittel lindern den Schmerz und wirken der Entzündung entgegen.

Dadurch kann man besser schlafen und auch der Gang auf die Toilette ist weniger schmerzhaft.

Die genannten Schmerzmittel senken jedoch auch eventuelles Fieber. Wenn man sie einnimmt, kann es also passieren, dass man nicht merkt, dass man eigentlich Fieber hätte.

So lange man keine Antibiotika nimmt, sollte man daher nicht pausenlos unter der Wirkung von Schmerzmitteln stehen, damit man nicht ein verfälschtes Bild seines Gesundheitszustands erhält.

Krampflösende Mittel

Da die Schmerzen bei einer Blasenentzündung zum großen Teil durch Verkrampfungen der Blasenmuskulatur entstehen, können auch krampflösende Mittel sehr sinnvoll sein.

Die krampflösenden Mittel wirken so indirekt schmerzstillend und helfen außerdem gegen den andauernden Harndrang.

Die meisten dieser Mittel sind rezeptpflichtig und müssen daher vom Arzt verschrieben werden.

Naturheilkundliche Behandlung

Für die Behandlung einer Blasenentzündung gibt es zahlreiche naturheilkundliche Behandlungsmethoden.

Wenn eine leichte Blasenentzündung frühzeitig mit den Sofortmaßnahmen und Naturheilkunde behandelt wird, kann dies in vielen Fällen ausreichen, um die Blasenentzündung zu heilen.

Jedoch sollte man unbedingt den Arzt aufsuchen, wenn nach vier Stunden Sofortprogramm keinerlei Besserung eingetreten ist oder wenn die Blasenentzündung nicht nach zwei bis drei Tagen weitgehend verschwunden ist.

Kräutertees helfen vielseitig

Tausende von Kräutern könnten theoretisch bei Blasenentzündung helfen, weil sie harntreibend, antibakteriell, entzündungshemmend oder krampflösend wirken. Nur einige sind jedoch leicht in Apotheken und bei Kräuterhändlern erhältlich.

Deshalb werden nachfolgend nur die wichtigsten und bekanntesten Heilpflanzen zur Blasenentzündungs-Behandlung vorgestellt. Außerdem finden noch einige eher untypische Heilpflanzen ihren Platz, weil sie sich sehr gut zur Behandlung von Blasenentzündungen eignen, ohne dafür bekannt zu sein.

Bei einer Blasenentzündung sind folgende Heilwirkungen bei Heilpflanzen wünschenswert:

- harntreibend
- antibakteriell
- entzündungshemmend
- krampflösend
- schmerzstillend
- manchmal blutstillend

Die nachfolgende Tabelle zeigt für eine Reihe wichtiger Heilpflanzen ihre Heilwirkungen in Bezug auf Blasenentzündungen.

Heilpflanze	harntreibend	antibakteriell	Entzündungs hemmend	Krampf- lösend	Schmerz- stillend	Blutstillend
Ackerschachtelhalm	X		X			X
Bärentraubenblätter	X	X				
Birke	X	X				
Brennnessel	X					
Fenchel	X	X		X		
Gänsefingerkraut	X	X	X	X		X
Goldrute	X		X	X		
Hauhechel-Wurzel	X	X	X			
Hirtentäschel	X		X			X
Holunderblüten	X		X	X		X
Ingwer		X	X	X	X	
Kamille	X	X	X	X	X	
Liebstöckel	X			X		X
Löwenzahn	X					
Meerrettich	X	X			X	
Melisse		X		X	X	
Orthosiphon	X			X		
Pfefferminze		X	X	X	X	
Preiselbeere	X	X				
Schafgarbe			X	X		X
Süßholz	X		X		X	
Traubensilberkerze	X		X	X	X	
Wacholderbeeren	X	X		X	X	
Weide	X		X		X	

Nachfolgend werden die aufgelisteten Heilpflanzen kurz beschrieben.

Ackerschachtelhalm

Der Schachtelhalm wirkt kräftig harntreibend und er stärkt zudem das Gewebe, was die Heilungsprozesse fördert. Außerdem hilft er auch bei Blutungen.

Ackerschachtelhalm ist in vielen Blasentees zu finden.

Bärentraubenblätter

Die Blätter der Bärentraube sind die klassischen Kräuter gegen Blasenentzündungen. Sie wirken antibakteriell und verhindern, dass sich die Bakterien in der Blasenwand festsetzen können.

Damit die Bärentraubenblätter wirken können, muss der Harn alkalisch sein. Ihr Geschmack ist leider nicht sehr angenehm, denn sie schmecken adstringierend (zusammenziehend).

Man darf Bärentraubenblätter nur etwa fünf Mal pro Jahr für etwa eine Woche lang trinken, sonst wird die Leber zu stark belastet.

In den meisten fertigen Blasentees sucht man Bärentraubenblätter vergeblich.

Birke

Birkenblätter gehören zu den häufig verwendeten Blasenkräutern. Sie wirken stark harntreibend.

Außerdem wirken die Blätter der Birke leicht antibakteriell.

Brennnessel

Brennnessel-Blätter wirken auch stark harntreibend. Sie sind jedoch seltener in Fertigmischungen zu finden.

Fenchel

Der Fenchel ist normalerweise nicht als typische Blasen-Heilpflanze bekannt. Seine Samen haben jedoch einige Heilwirkungen, die bei einer Blasenentzündung gut helfen können. Er wirkt nicht nur harntreibend, sondern auch antibakteriell und krampflösend.

Obwohl der Fenchel in vielen Blasentees vorwiegend als Geschmacksgeber eingesetzt wird, kann er dennoch viel zur Heilung beitragen.

Gänsefingerkraut

Das Gänsefingerkraut ist zu Unrecht eine ziemlich unbekannte Heilpflanze. Seine stärkste Heilwirkung ist das Lösen von Krämpfen. Dadurch kann das Gänsefingerkraut sehr gut gegen die krampfartigen Schmerzen bei einer Blasenentzündung helfen.

Außerdem wirkt Gänsefingerkraut harntreibend, antibakteriell, entzündungshemmend und schmerzstillend. Es ist also fast ein ideales Kraut gegen Blasenentzündung.

Dennoch findet man es in kaum einem handelsüblichen Blasentee. Man kann es jedoch einzeln kaufen und einer eigenen Teemischung beifügen.

Goldrute

Die Goldrute ist eine sehr bekannte und beliebte Nieren- und Blasen-Heilpflanze. Sie wirkt so stark harntreibend, dass sie bei Nierenschäden wegen ihrer Reizwirkung nicht verwendet werden darf. Das gilt natürlich nicht für eine unkomplizierte Blasenentzündung.

Außerdem wirkt die Goldrute entzündungshemmend und krampflösend.

So wundert es kaum, dass man die Goldrute in zahlreichen Blasentees vorfindet.

Hauhechel-Wurzel

Die Hauhechel ist als Pflanze ziemlich unbekannt, aber als Heilpflanze in Blasentees spielt sie eine wichtige Rolle.

Die Wurzeln der Hauhechel wirken stark harntreibend und außerdem antibakteriell und entzündungshemmend. Das macht sie zu einer wichtigen Heilpflanze gegen Blasenentzündungen.

Hauhechelwurzeln sind in den meisten fertigen Blasentees zu finden.

Hirtentäschel

Die Hauptwirkung des Hirtentäschels sind seine blutstillenden Fähigkeiten. Dass es außerdem leicht harntreibend und entzündungshemmend wirkt, ist eher ein nützliches Randphänomen.

In Blasentees findet man das Hirtentäschel trotz seiner nützlichen Heilwirkungen kaum.

Wenn man zu Blasenentzündungen mit blutigem Urin neigt, macht es Sinn, es einzeln zu kaufen und einer individuellen Mischung beizufügen.

Holunderblüten

Die Blüten des Holunders wirken nicht nur harntreibend, sondern auch entzündungshemmend, krampflösend und leicht blutstillend.

Da sie außerdem einen angenehmen Wohlgeschmack haben, passen sie eigentlich gut in Blasen-Teemischungen. Dennoch findet man sie kaum in käuflichen Teemischungen.

Ingwer

Der Ingwer zählt normalerweise nicht zu den Blasenkräutern. Er wirkt jedoch antibakteriell, entzündungshemmend, krampflösend, schmerzstillend und außerdem stark wärmend.

Da Ingwer zudem gut und aromatisch schmeckt, wäre er eigentlich eine gute Beigabe in Blasentees.

Kamille

Die Kamille ist eine der bekanntesten Heilpflanzen. Auch gegen Blasenentzündungen hat sie viel zu bieten, denn sie wirkt leicht harntreibend, stark antibakteriell, entzündungswidrig, krampflösend und schmerzstillend.

Sie gehört erstaunlicherweise dennoch nicht zu den Heilpflanzen, denen man häufig in fertigen Blasentees begegnet. Man kann jedoch Kamillentee für alle Arten von Beschwerden im Haus haben und ihn auch dann einsetzen, wenn man gerade keinen Blasentee zur Hand hat.

Liebstöckel

Die Wurzel des Liebstöckels wirkt stark harntreibend und leicht krampflösend und schmerzstillend.

Ihre harntreibenden Fähigkeiten sichern ihr einen Platz in einigen fertigen Blasentees. Sie gehört jedoch nicht zu den beliebtesten Blasen-Pflanzen.

Löwenzahn

Der Löwenzahn gehört aufgrund seiner harntreibenden Fähigkeiten zu den klassischen Blasen-Pflanzen.

Dennoch findet man ihn nur selten in fertigen Blasen-Teemischungen. Das liegt vielleicht an seinem bitteren Geschmack.

Meerrettich

Der Meerrettich tanzt unter den Heilpflanzen etwas aus der Reihe. Man trinkt ihn nämlich nicht als Tee, sondern isst ihn.

Die Meerrettichwurzel wirkt stark antibakteriell und außerdem etwas harntreibend und schmerzstillend.

Man kann Meerrettich als Kur anwenden. Dazu nimmt man am besten frische Meerrettich-Wurzel, von der man täglich ein Stück reibt und isst.

Wenn man keine frische Meerrettich-Wurzel erhalten kann (z.B. im Sommer), kann man auch Meerrettich im Glas verwenden. Davon isst man täglich ein bis zwei Teelöffel.

Wer einen sehr empfindlichen Magen hat, kann vom Meerrettich Beschwerden bekommen. Dann muss man sich entweder allmählich an die tägliche Dosis herantasten oder man muss leider auf den Meerrettich verzichten.

Melisse

Melisse ist keine typische Blasen-Heilpflanze. Da sie jedoch antibakteriell, krampflösend und schmerzstillend wirkt, kann man sie als ergänzende Heilpflanze gegen Blasenentzündungen einsetzen.

Da die Melisse außerdem gut schmeckt, eignet sie sich gut als Geschmacksverbesserer in selbst zusammengestellten Blasen-Teemischungen.

Orthosiphon

Der Indische Blasen- und Nierentee wird meistens Orthosiphon genannt. Weil seine harntreibende Wirkung in Studien nachgewiesen wurde, ist er in Blasentees inzwischen sehr beliebt. Außerdem wirkt Orthosiphon krampflösend.

Pfefferminze

Die Pfefferminze gehört nicht zu den klassischen Blasenpflanzen. Da sie jedoch antibakteriell, entzündungshemmend, krampflösend und schmerzlindernd wirkt, ist sie in Blasen-Teemischungen durchaus sinnvoll eingesetzt.

Außerdem ist die Pfefferminze für ihren frischen Wohlgeschmack bekannt, was wohl der Hauptgrund ist, weshalb man sie in manchen Blasentees findet.

Preiselbeere

Die Blätter der Preiselbeere wirken ähnlich wie die Bärentraubenblätter. Ihr Wirkstoffgehalt ist jedoch nur etwa halb so hoch.

Daher werden Preiselbeerblätter eher selten bei Blasenentzündungen eingesetzt.

Doch wenn man in einer Preiselbeergegend lebt und keine Bärentraubenblätter zur Hand hat, kann man erstere durchaus als Ersatz anwenden.

Preiselbeerfrüchte und ihr Saft wirken übrigens ähnlich günstig auf die Blase wie ihre großen Brüder die Cranberries (siehe Seite 71).

Schafgarbe

Die Schafgarbe wirkt entzündungshemmend, krampflösend und blutstillend. Dennoch ist sie keine typische Blasen-Heilpflanze.

Da die Schafgarbe auch gegen Frauenbeschwerden hilft, kann sie in einem Blasentee sehr sinnvoll sein, wenn die Blasenbeschwerden mit der Menstruation, Scheidenentzündungen oder den Wechseljahren in Zusammenhang stehen.

Süßholz

Die Süßholzwurzel wirkt harntreibend, entzündungshemmend und schmerzstillend.

In fertigen Blasentees ist sie aber wohl eher aufgrund ihres Wohlgeschmacks zu finden, denn sie wird meistens bei den sonstigen Bestandteilen aufgelistet.

Traubensilberkerze

Obwohl die Traubensilberkerze (Cimicifuga) harntreibend, entzündungshemmend, krampflösend und schmerzstillend wirkt, wird sie kaum als Blasen-Heilpflanze eingesetzt. Ihr typisches Einsatzgebiet sind eher Wechseljahrsbeschwerden.

Wenn die Blasenentzündung in einem Zusammenhang mit den Wechseljahren oder hormonellem Ungleichgewicht steht, kann man die Traubensilberkerze sehr gut auch in Blasentees einsetzen.

Wacholderbeeren

Wacholderbeeren wirken harntreibend, antibakteriell, krampflösend und schmerzstillend. Das macht sie zu einer sehr guten Blasen-Heilpflanze.

Außerdem schmecken Wacholderbeeren leicht süßlich und sehr aromatisch. Sie geben Blasentees also nicht nur eine gute Wirkung, sondern auch einen Wohlgeschmack. Da wundert es fast, dass sie nur in wenigen Fertig-Teemischungen zu finden sind.

Weide

Die Rinde des Weidenbaums wirkt in erster Linie schmerzstillend und entzündungshemmend. Außerdem wirkt sie harntreibend.

Daher ist Weidenrinde eine gute Heilpflanze zur ergänzenden Behandlung einer Blasenentzündung.

In fertigen Blasentees ist sie jedoch nur selten zu finden.

Blasen-Teemischung

Hier finden Sie eine typische und eine untypische Blasen-Teemischung.

Typische Blasen-Teemischung

Bei der typischen Teemischung werden in erster Linie klassische Blasen-Heilpflanzen mit harntreibender Wirkung verwendet. Als Geschmacksverbesserung finden sich Fenchel und Pfefferminze.

- 20 gr Schachtelhalm-Kraut
- 20 gr Birken-Blätter
- 20 gr Goldruten-Kraut
- 20 gr Hauhechel-Wurzel
- 10 gr Fenchel-Samen
- 10 gr Pfefferminze

Untypische Blasen-Teemischung

Bei der untypischen Blasen-Teemischung wird der Schwerpunkt der Zusammenstellung vorwiegend auf antibakterielle, entzündungshemmende und krampflösende Wirkung gelegt. Dass die meisten der verwendeten Heilpflanzen auch harntreibend wirken, ist ein beabsichtigter Nebeneffekt.

- 20 gr Bärentrauben-Blätter
- 20 gr Gänsefingerkraut
- 20 gr Kamillen-Blüten
- 10 gr Holunderblüten
- 10 gr Melissen-Blätter
- 10 gr Schafgarben-Kraut
- 10 gr Wacholderbeeren

Blasentee zubereiten und anwenden

So bereiten Sie den Blasentee zu:

- Geben Sie ein bis zwei Teelöffel der Teemischung in einen Teefilter.
- Gießen Sie etwa 250 ml kochendes Wasser über die Teemischung.
- Lassen Sie den Tee 10 bis 15 Minuten ziehen.
- Filtern Sie den Tee ab.
- Auf Wunsch kann der Tee mit Honig oder Zucker gesüßt werden.
- Trinken Sie den Tee in kleinen Schlucken.

Wärmflasche entkrampft den Unterleib

Die Wärmflasche ist für Blasenpatienten ein nahezu unentbehrliches Hilfsmittel.

Mit der Wärmflasche kann man auf einfache Weise Wärme dorthin bringen, wo sie gerade besonders dringend gebraucht wird.

Am besten ist es, wenn man zwei bis drei Wärmflaschen zur Verfügung hat. Erfahrene Blasenpatientinnen nehmen ihre Wärmflasche sogar mit auf Reisen.

Man kann die Wärmflasche nämlich nicht nur auf den Unterbauch legen, um dort die krampfartigen Schmerzen zu lindern.

Intensive Wärmeeinwirkung ist auch am unteren Rücken und zwischen den Beinen sehr hilfreich, weshalb man Wärmflaschen auch dort einsetzen kann.

Wenn man sitzt, kann man sich auch auf eine Wärmflasche setzen, die nicht allzu prall gefüllt ist.

Auch zum aufwärmen kalter Füße kann eine Wärmflasche sehr hilfreich sein.

Eine Wärmflasche füllt man mit möglichst heißem Wasser, lässt die überflüssige Luft heraus und verschließt die Wärmflasche dann. Damit man sich nicht an der Wärmflasche verbrennt, wickelt man sie am besten in ein Handtuch. Man kann die Wärmflasche so lange nutzen, bis sie abgekühlt ist.

Als Alternative zur Wärmflasche bieten sich auch aufwärmbare Gel-packs, Kirschkernkissen, Traubenkernkissen und Heublumenkissen an.

Umschläge wärmen und wirken vor Ort

Mit warmen Umschlägen kann man ähnliche Wärmeffekte bewirken wie mit einer Wärmflasche.

Außerdem kann man mit Umschlägen bestimmte Wirkstoffe zur Anwendung bringen.

Schwedenkräuter-Umschlag

Ein Beispiel für einen sehr nützlichen Umschlag ist ein Schwedenkräuter-Umschlag.

Mit einem Schwedenkräuter-Umschlag kann man die Blase entspannen und den Heilungsprozess unterstützen.

Für einen Schwedenkräuter-Umschlag braucht man fertig angesetzte Schwedenkräuter, die man entweder fertig kaufen kann (Apotheke oder Kräuterhandel) oder man setzt sich die Kräuter selbst in Doppelkorn an.

So wendet man einen Schwedenkräuter-Umschlag an:

- Bevor man den Schwedenkräuter-Umschlag auflegt, muss man die Gegend über dem Schambein mit einer Fettsalbe gut einreiben. Das dient dazu, dass die Haut nicht von den Schwedenkräutern gereizt wird.
- Dann tränkt man ein zu drei Lagen gefaltetes Stück Küchenkrepp mit Schwedenkräuter-Flüssigkeit, aber so, dass es möglichst nicht tropft.
- Dieses feuchte Tuch legt man auf den Unterbauch über das Schambein.

- Darüber legt man ein größeres Stück Küchenkrepp, dass man dick gefaltet hat. Es soll verhindern, dass die Wäsche von dem Umschlag verfärbt wird.
- Verstärken kann man die Umschlagswirkung mit einer Wärmflasche, die man auf den Umschlag legt.
- Den Umschlag lässt man etwa eine Stunde lang einwirken. Man kann ihn auch über Nacht einwirken lassen.

Ansteigendes Fußbad wärmt Unterleib und Füße

Mit einem ansteigenden Fußbad kann man ganz hervorragend kalte Füße und den Unterleib wärmen.

Daher ist ein ansteigendes Fußbad besonders geeignet, wenn man beispielsweise mit kalten Füßen heim kommt und befürchtet, dass sich daraus eine Blasenentzündung entwickeln könnte.

Auch zu Beginn einer Blasenentzündung ist ein ansteigendes Fußbad sehr nützlich, um einen kräftigen Wärmeschub zu geben.

Wann immer man während einer Blasenentzündung das Bedürfnis hat, das ansteigende Fußbad zu wiederholen, kann und sollte man das tun.

So führen Sie ein ansteigendes Fußbad durch:

- Füllen Sie eine kleine Wanne mit 35°C warmem Wasser.
- Stellen Sie heißes Wasser in einer Kanne bereit.
- Stellen Sie Ihre Füße in die Wanne.
- Lassen Sie langsam das heiße Wasser in die Wanne fließen.
- Fügen Sie heißes Wasser hinzu, bis das Wannenwasser 39°-40°C warm ist.
- Bleiben Sie 10 bis 15 Minuten in dem warmen Fußbad.
- Trocknen Sie Ihre Füße anschließend gut ab.
- Ziehen Sie sich dicke Socken an, damit die Füße warm bleiben.

Speise-Natron zum Harn neutralisieren

Wenn der Urin beim Wasserlassen stark brennt, kann man ihn mithilfe von Speise-Natron etwas neutralisieren beziehungsweise alkalischer machen.

Speise-Natron ist in der Backabteilung von Supermärkten und Drogerien erhältlich (z.B. als Kaisernatron oder Bullrichsalz).

Von diesem Speise-Natron gibt man einen Teelöffel in ein Glas Wasser. Es löst sich auf und schäumt dabei. Geschmacklich ist das Speisenatron nicht sehr wohlschmeckend, aber es lohnt sich, um das Brennen zu lindern.

Zu Beginn einer Blasenentzündung kann man stündlich ein Glas Wasser mit Speise-Natron trinken.

Alternativ zu Speisenatron kann man auch Kalium-Zitrat einsetzen. Es schmeckt etwas weniger schlecht, wirkt aber schwächer.

Homöopathie

Homöopathische Mittel eignen sich zur unterstützenden Behandlung einer Blasenentzündung oder um Rückfälle zu verhindern.

Man sollte homöopathische Mittel jedoch keinesfalls als einzige Behandlungsmethode bei einer Blasenentzündung anwenden.

Die Sofortmaßnahmen viel trinken, viel Wasser lassen und warm halten, sind auch bei einer homöopathischen Begleit-Behandlung sehr wichtig. Auch auf Antibiotika sollte nicht verzichtet werden, wenn die Blasenentzündung schwerer verläuft.

Für die Behandlung von Blasenentzündung kann man folgende homöopathische Mittel verwenden:

Apis mellifica D6

Wenn die Schmerzen stechen.

Außerdem bei Druck in der Blase und wenn zu wenig Durst besteht.

Typische Eigenschaften sind eine Abneigung gegen enge Kleider und eine Abneigung gegen Wärme.

Belladonna D6

Bei plötzlichem Beginn der Blasenentzündung.

Außerdem bei starkem Harndrang und unabsichtlichem Harnabgang.

Oft besteht eine Neigung zu Schweißausbrüchen und eine Unruhe.

Berberis D6

Wenn das Wasserlassen stark brennt.

Außerdem bei starkem Harndrang und einer Neigung zu Nierenbeckenentzündungen.

Die Betroffenen sind oft blass und haben ein starkes Ruhebedürfnis. Beim Stehen und Sitzen verschlimmern sich die Beschwerden.

Cantharis D6

Wenn das Wasserlassen stark brennt.

Außerdem bei häufigem Harndrang und schneidendem Blasenschmerz.

Die Betroffenen haben oft Angst vorm Wassertrinken. Sie fühlen sich besser bei Ruhe und Wärme.

Anwendung der homöopathischen Mittel

Zur homöopathischen Begleit-Behandlung wählt man das homöopathische Mittel, das am besten passt.

Davon nimmt man 3 mal täglich 10 bis 20 Globuli oder Tropfen ein.

Schüssler-Salze

Mit Schüssler-Salzen kann man eine akute Blasenentzündung unterstützend behandeln und helfen, das häufige Wiederkehren von Blasenentzündungen zu verhindern.

Schüssler-Salze eignen sich jedoch nicht als alleinige Heilmethode bei einer Blasenentzündung.

Wichtig bleiben nach wie vor: viel trinken, häufig Wasser lassen, warm halten und eventuell Antibiotika.

Akutbehandlung

Zur Behandlung einer Blasenentzündung eignen sich folgende Schüsslersalze:

- Nr. 3. Ferrum Phosphoricum
- Nr. 4. Kalium Chloratum
- Nr. 9. Natrium Phosphoricum

Die drei Salze nimmt man zuerst als Heißgetränk: Je drei Tabletten in heißem Wasser auflösen und dann schluckweise trinken.

Dann nimmt man in den ersten vier Stunden der Erkrankung von jedem der drei Salze stündlich eine Tablette und lässt sie langsam im Munde zergehen.

Anschließend geht man zur Normaldosierung über:

- 3 mal täglich je Salz 1 bis 2 Tabletten
- Nach jeder Tabletteneinnahme trinkt man 2 Glas Wasser.

Bei akuten Schmerzen nimmt man außerdem das Schüsslersalz:

- Nr. 7 Magnesium Phosphoricum

Am besten wendet man es als Heiße Sieben an, das heißt, man löst zehn Tabletten in heißem Wasser auf und trinkt das Ganze schluckweise.

Vorbeugungs-Blasenkur

Um anschließend die Blasenschleimhäute und das Immunsystem zu stärken, kann man folgende Schüsslersalze in einer sechswöchigen Kur einnehmen:

- Nr. 4 Kalium Chloratum
- Nr. 7 Magnesium Phosphoricum
- Nr. 11 Silicea

Diese Kur beginnt man am besten mit einem Heißgetränk.

Dann nimmt man täglich die Normaldosierung:

- 3 mal täglich je Salz 1 bis 2 Tabletten.
- Nach jeder Tabletteneinnahme trinkt man 2 Glas Wasser.

Kolloidales Silber

Kolloidales Silber ist ein beliebter Antibiotika-Ersatz in der Naturheilkunde. Seine antibakterielle Wirkung ist jedoch nicht von der Schulmedizin anerkannt.

Silber hat jedoch eine anerkannte antibakterielle Wirkung. Deshalb wird es auch für verschiedenste antibakterielle Beschichtungen eingesetzt, beispielsweise in Kühlschränken, Wundpflastern, Neurodermitiker-Bekleidung und vielem mehr.

Bei Kolloidalem Silber werden kleinste Silber-Partikel in destilliertem Wasser aufgelöst. So kann das Silber an wichtige Stellen des Körpers vordringen und dort seine antibakterielle Wirkung entfalten.

In der Naturheilkunde wird Kolloidales Silber daher gerne dann eingesetzt, wenn die Schulmedizin Antibiotika geben würde.

Da die Wirkung von Kolloidalem Silber gegen Blasenentzündung nicht naturwissenschaftlich belegt ist, sollte man es jedoch nicht leichtfertig anstelle von Antibiotika anwenden.

Man könnte das Kolloidale Silber gleich zu Beginn einer Blasenentzündung zusammen mit den Sofort-Maßnahmen einnehmen.

Wenn die Blasenentzündung sich nicht zügig bessert, geht man sicherheitshalber nach spätestens drei Tagen zum Arzt und lässt sich Antibiotika verschreiben.

Hilfreich kann Kolloidales Silber auch sein, wenn die Blasenentzündungen immer wieder kommen, oder wenn die Antibiotika nicht mehr helfen.

Kolloidales Silber kann man als fertige Flüssigkeit kaufen oder man schafft sich ein Gerät an, mit dem man das Kolloidale Silber selbst herstellen kann.

Vorbeugung

Die Vorbeugung gegen Blasenentzündungen besteht im Wesentlichen darin, die Faktoren auszuschalten, die Blasenentzündung fördern können.

Diese Faktoren wurden ab Seite 14 ausführlich beschrieben. Am besten ist es, wenn man sie Punkt für Punkt durchgeht und überlegt, ob dieser Faktor für einen persönlich zutrifft oder nicht. Wenn er zutrifft, dann überlegt man, wie man ihn am besten vermeiden kann.

Die allerwichtigsten Punkte hier noch einmal zur Erinnerung:

- Toilettenhygiene
- Regelmäßig viel trinken
- Häufig auf die Toilette gehen
- Warm halten
- Immunsystem stärken

Außerdem gibt es einige weitere Möglichkeiten, um künftigen Blasenentzündungen vorzubeugen:

- Cranberry-Saft trinken
- Vitamin C einnehmen

Toilettenhygiene

Mit der richtigen Toilettenhygiene kann man vermeiden, dass allzu viele Bakterien von der Aftergegend in die Harnröhre gelangen.

Bei der Toilettenhygiene ist ganz wichtig, dass man sich immer von vorne nach hinten abwischt.

Vielen Frauen wurde diese wichtige Tatsache in ihrer Kindheit nicht beigebracht, weshalb sie sich falsch herum reinigen, weil dies einfacher ist.

Für die korrekte Wischrichtung von vorne nach hinten muss man mit dem Arm hinten über die Pobacken reichen. Das ist am Anfang etwas gewöhnungsbedürftig, funktioniert nach einer Weile aber meistens problemlos.

Wenn man zu Blasenentzündungen neigt, sollte man außerdem nach jedem Stuhlgang die Analregion gründlich waschen. Am besten geht das mit einem Bidet. Wenn man jedoch kein Bidet hat, kann man auch einen feuchten Einmal-Waschlappen oder ein befeuchtetes Stück Küchenkrepp dafür verwenden.

Regelmäßig viel trinken

Nicht nur während der Blasenentzündung sollte man viel trinken, sondern auch im normalen Leben ist eine ausreichende Trinkmenge sehr wichtig.

An normalen Tagen sollte man 2 bis 3 Liter pro Tag trinken.

Wenn es besonders heiß ist oder man intensiv Sport treibt, braucht man noch mehr Flüssigkeit.

Wer genügend trinkt, hat nicht nur eine gesundere Blase, sondern auch weniger Falten, Kopfschmerzen und Müdigkeit.

Ebenso wie beim Trinken während der Blasenentzündung ist Wasser ein sehr gutes Getränk, um den Großteil des Flüssigkeitsbedarfes zu decken. Alternativ eignen sich auch Kräutertees. Alle anderen Getränke sollte man möglichst nur ergänzend trinken.

Häufig auf die Toilette gehen

Auch wenn der Harndrang nach Abklingen der Blasenentzündung wieder nachlässt, sollte man relativ häufig auf die Toilette gehen.

Die Blase will immer gut durchspült werden, damit Bakterien schon im Vorfeld ausgeschwemmt werden.

Außerdem mag es die Blase nicht, wenn sie zu voll wird und über einen längeren Zeitraum überdehnt ist.

Auf der anderen Seite sollte man natürlich auch nicht alle fünf Minuten auf die Toilette gehen. Wenn man zu häufig einen Harndrang verspürt, kann man die Blase ein wenig trainieren und den Toilettengang für kurze Zeit hinauszögern.

Warm halten

Wenn man zu Blasenentzündungen neigt, sollte man immer darauf achten, dass man gut gewärmt ist.

Vor allem warme Füße sind wichtig, aber auch ein warmer Unterleib.

In der kalten Jahreszeit sollte man nach Möglichkeit auf leichtes Schuhwerk und Nylonstrumpfhosen verzichten und stattdessen besser feste Schuhe und Wollsocken anziehen.

Wenn man unterwegs ist, ist es sinnvoll immer wärmende Zusatzkleidung wie Jacke oder Socken dabei zu haben.

Sehr wichtig ist es auch, dass man kalten Luftzug vermeidet. Durch Zugluft kann man auch bei warmem Wetter sehr schnell stark auskühlen.

Immunsystem stärken

Ein starkes Immunsystem ist sehr wichtig, um künftige Blasenentzündungen zu verhindern.

Sehr viele Faktoren tragen zur Stärke des Immunsystems bei. Hier kann nur ein kleiner Teil dieser Faktoren erwähnt werden.

Besonders wichtig für ein gesundes Immunsystem sind:

- Ausreichend Schlaf
- Regelmäßige Bewegung
- Abwechslungsreiche Ernährung mit viel Obst und Gemüse
- Wenig belastender Stress

Cranberry-Saft verhindert Bakterieneinnistung

In den letzten Jahren ist die nordamerikanische Cranberry als Blasenheilmittel in Mode gekommen.

Die großen roten Beeren erinnern stark an ihre europäischen Verwandten, die Preiselbeeren, sie sind jedoch erheblich größer.

Forscher haben herausgefunden, dass Cranberries Wirkstoffe (Proanthocyanidin) enthalten, die es den Bakterien unmöglich machen, sich in der Blasenschleimhaut festzusetzen.

Wenn man regelmäßig Cranberry-Früchte isst oder Cranberry-Saft trinkt, kann man künftigen Blasenentzündungen vorbeugen.

Vitamin C

Vitamin C (Ascorbinsäure) kann das Wachstum mancher Bakterien verhindern. Außerdem stärkt Vitamin C das Immunsystem.

Mit Vitamin C kann man außerdem den Harn ansäuern, was manchmal dafür sorgt, dass sich die Bakterien in der Blase nicht mehr wohl fühlen.

Man kann Vitamin C als sauer schmeckendes Pulver in Apotheken, Drogerien und Supermärkten kaufen.

Zur Blasenentzündungs-Vorbeugung kann man eine sechswöchige Kur mit Vitamin C durchführen.

Dazu nimmt man täglich einen Teelöffel voll mit einen Glas Wasser ein.

Danach sollte man unbedingt mit einem weiteren Glas Wasser den Mund ausspülen, denn die starke Säure des Vitamin Cs kann den Zahnschmelz schädigen. Bis zum nächsten Zähneputzen sollte man anschließend etwa eine Stunde warten, bis sich der Zahnschmelz wieder von der Säure erholt hat.

Nach den sechs Wochen sollte man mit der Vitamin C Einnahme pausieren, denn unter zu viel Vitamin C könnte die Niere leiden.

Gesundheits-Seiten im Internet

Im Internet finden Sie auf zahlreichen Webseiten Informationen über Gesundheitsthemen.

Speziell zu dem vorliegenden Buch gibt es eine extra Webseite, auf der Sie alle Seiten lesen und durchsuchen können:

Webseite zum Buch:

www.gesundheitsratgeber-blasenentzuendung.de

Webseiten über Gesundheitsthemen

Hier finden Sie die Internetadressen einigen von unseren anderen Projekten:

www.oestrogen-dominanz.de
Die wahre Ursache für PMS und Wechseljahrsbeschwerden.

www.wechseljahre.gesund.org
Informationen über Lebensphase, Behandlung und Phytohormone.

www.heilkraeuter.de
Heilkräuter-Lexikon, Kräuterwanderungen und vieles mehr.

www.schuessler-salze-liste.de
Schüssler-Salz-Seite mit Infos und Antlitzdiagnose.

www.homoeopathie-liste.de
Über 250 Arzneimittelbilder, Konstitutionstherapie, Potenzen.

www.lexikon-der-aromatherapie.de
Ätherische Öle, Wirkungsweise, Anwendungen.

www.naturkosmetik-selbstgemacht.de
Rezepturen, Foto-Anleitungen, Zutaten, Kräuteröle.

www.heilen-mit-schwedenkraeutern.de
Das bewährte Hausmittel für zahlreiche Gesundheitsbeschwerden.

www.heilen-mit-wasser.de
Wasser als Heilmittel gegen zahlreiche Beschwerden.

www.euvival.de
Webseiten-Verzeichnis der Autorin Eva Marbach.

Stichwortverzeichnis